GUIA de BOA SAÚDE

Dieta Queime Calorias!

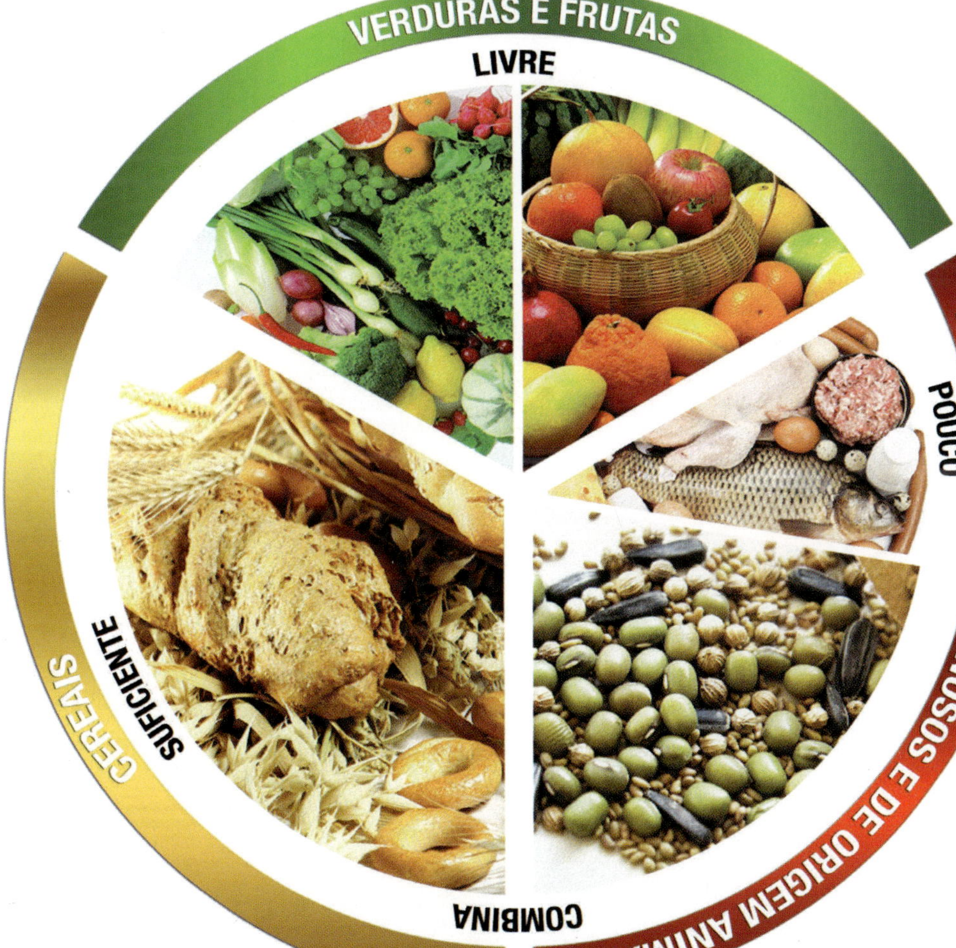

Worney Almeida de Souza

Índice

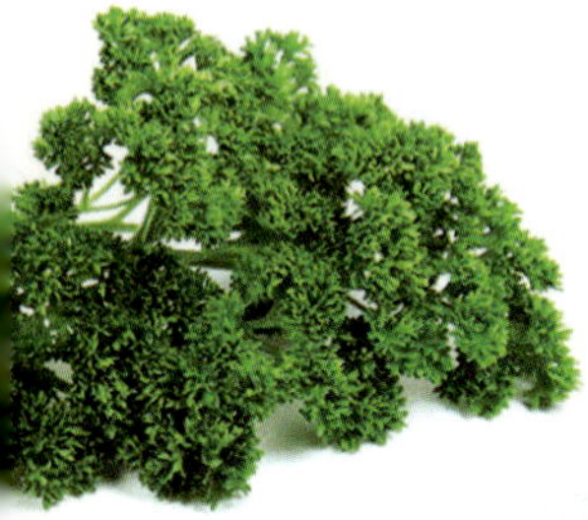

Comer com moderação e qualidade e praticar exercícios físicos são atitudes simples e ao alcance de todos, não importando a idade, sexo, educação e forma do corpo.

Editorial

Queime Calorias e Ganhe Saúde!

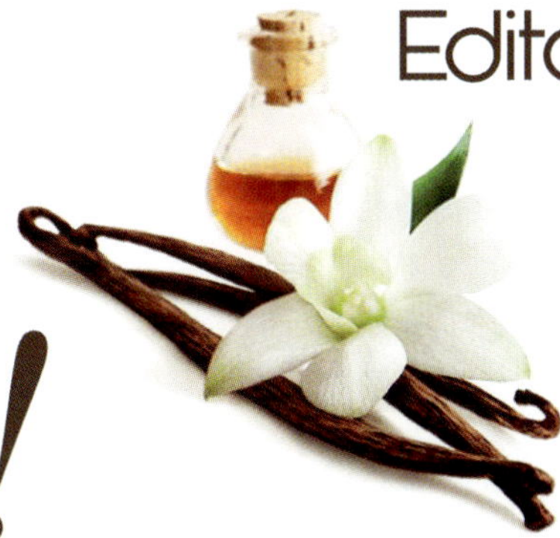

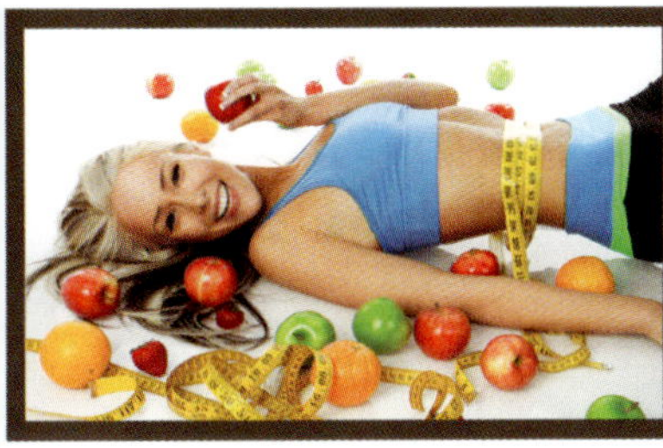

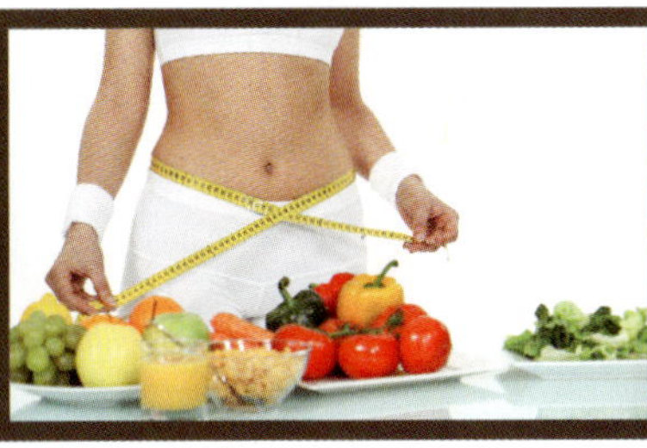

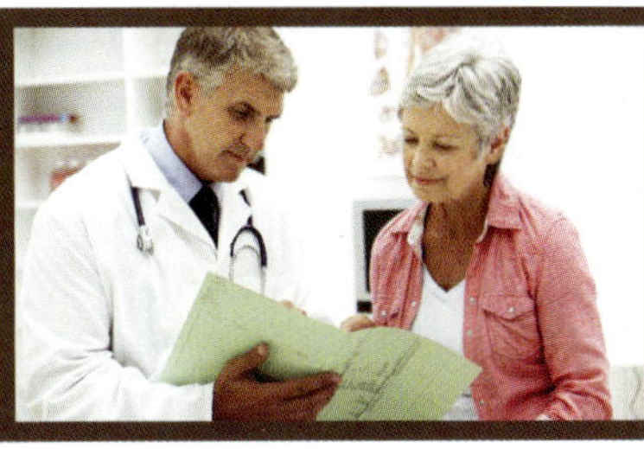

A busca por uma forma de corpo bonito tem vários caminhos, mas seria importante primeiro entender a razão disso. Ser aceitável socialmente quer dizer ter uma aparência bonita e que nosso corpo seja atraente para os outros e, principalmente, para nosso parceiro de outro sexo. Em cada sociedade e em cada tempo histórico a forma física foi sendo encarada de uma maneira.

Na sociedade ocidental, o corpo é mais uma forma de "mercadoria" para ser apreciada e deve ser mostrado. O padrão de beleza é o corpo bem definido ou com músculos bem delineados, com pele bronzeada e peso determinado. Além disso, as mulheres devem ser jovens, com cabelos longos, loiros e talvez com olhos azuis, e os homens devem ser sorridentes, jovens e esportivos! Todos devem ser sexualmente desejáveis!

É evidente que a maioria da humanidade não preenche os padrões vendidos na mídia e na propaganda, mas são padrões que influenciam muito o cotidiano de todos e abrem possibilidades de se vender fórmulas para se chegar ao corpo que a publicidade apresenta como "perfeito".

Talvez esse "caminho da felicidade" seja mais curto e menos penoso do que se possa imaginar. Talvez um corpo atraente não seja o que a propaganda vende, mas aquele que tem saúde!

Talvez o 'caminho da felicidade' para ter um corpo bonito seja mais curto e menos penoso do que se possa imaginar.

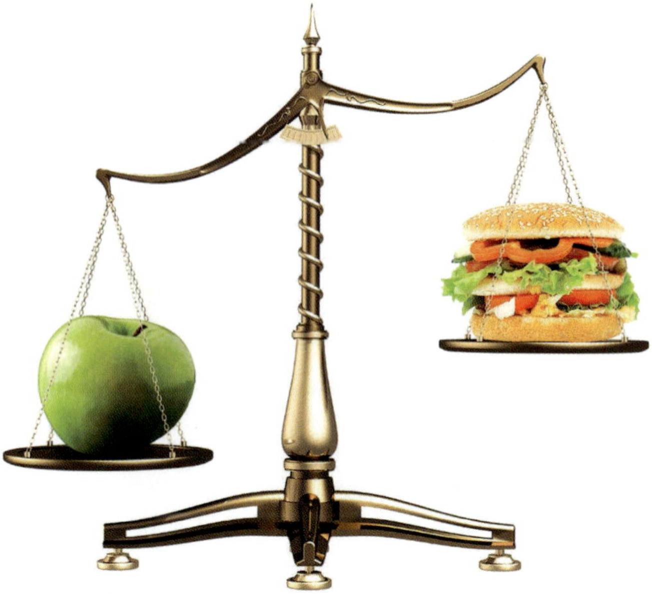

E ter saúde não quer dizer ter um corpo exatamente nos padrões que a publicidade vende, mas que funcione adequadamente, que traga prazer e inspiração e que possibilite uma vida cotidiana simples e com satisfação. Comer com moderação e com qualidade e praticar exercícios físicos são atitudes simples e ao alcance de todos, não importando a idade, sexo, educação e a forma do corpo. São ações muito mais baratas e práticas do que dietas, academias e consultas com "especialistas" de qualquer espécie.

Nesta publicação apresentamos a alimentação balanceada e a atividade física como formas consideráveis para queimar calorias. Aqui, o leitor saberá o que são as calorias, a quantidade necessária consumível por dia, as possibilidades de queimar as unidades de energia em excesso (e em consequência as gorduras em excesso) e as formas de calcular as fontes de energia que consumimos. Também, construímos tabelas de calorias que podem ser consumidas em determinadas atividades físicas, as calorias presentes em centenas de alimentos que comemos diariamente e receitas com quantidades de Kcal determinadas para fazer refeições balanceadas.

Dieta Queime Calorias! pretende colaborar para que se alcance e se mantenha uma boa saúde com ações simples e cotidianas. Tudo depende de sua atitude e sua vontade com você mesmo!

Comece e mantenha sua saúde!

Worney Almeida de Souza

O que são as Calorias

A caloria é a fonte de energia que o corpo humano necessita para funcionar. Essa energia é extraída dos alimentos.

Quando ingerimos os alimentos, eles são metabolizados e geram uma energia química que faz funcionar a máquina corporal. As quantidades de calorias são diferentes em cada alimento.

Os alimentos se compõem de carboidratos, lipídios, proteínas, vitaminas e água. Os alimentos gordurosos contêm mais calorias. Os carboidratos possuem calorias mais fáceis de serem metabolizadas e absorvidas e são considerados uma fonte de energia boa. As calorias são calculadas pela quantidade de gordura, proteínas e carboidratos presentes em cada alimento.

As calorias são calculadas pela quantidade de gordura, proteínas e carboidratos presentes em cada alimento.

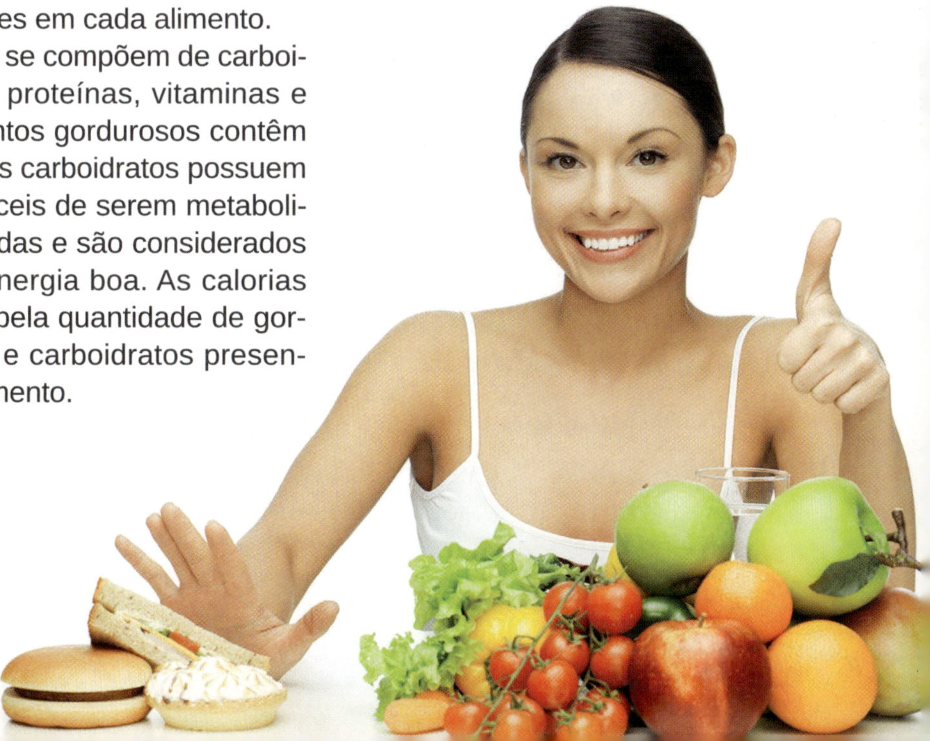

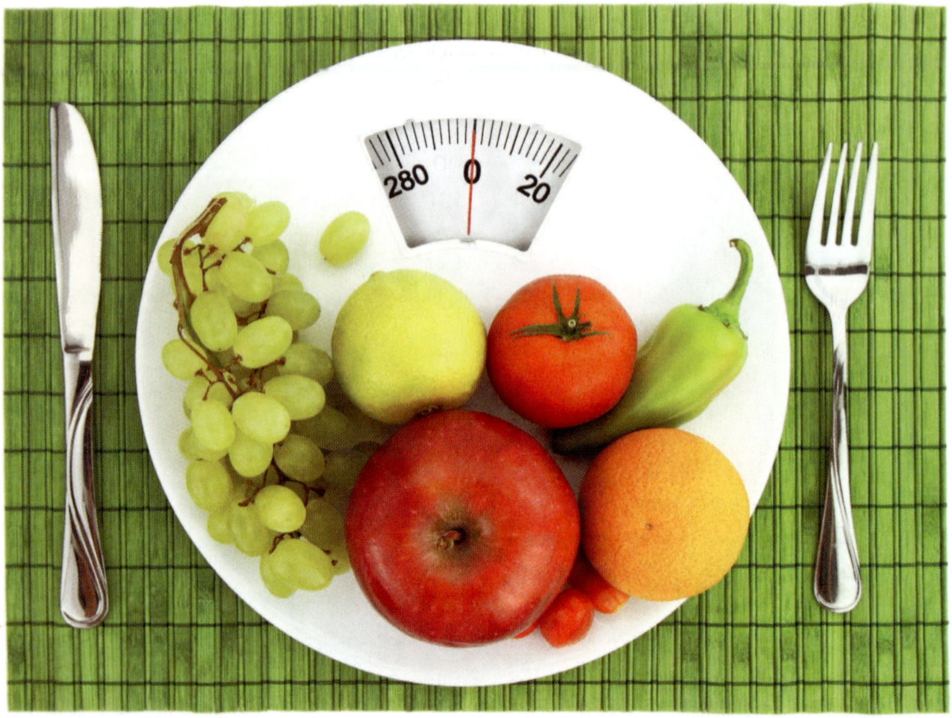

... Quantidades de Calorias Diárias

Qual é a quantidade diária necessária de calorias que devemos consumir para manter o corpo saudável? Essa pergunta permeia muitas matérias publicadas em jornais, revistas, livros e na internet. A quantidade de calorias é uma forma de se orientar quando precisamos perder peso para chegar a uma medida ideal, segundo padrões de saúde ou mesmo estéticos. Para chegar a esse indicador, recorremos às publicações oficiais.

Os carboidratos são considerados uma fonte de energia boa; possuem calorias mais fáceis de serem metabolizadas e absorvidas.

Segundo a publicação do Ministério da Saúde *Guia Alimentar, Como ter uma Alimentação Saudável*, a quantidade necessária de calorias é: "...2.000 calorias por dia, quantidade média necessária para uma pessoa adulta saudável. Essa quantidade pode variar de acordo com a necessidade de cada pessoa, dependendo do seu peso, altura, sexo, idade e também de acordo com suas atividades."

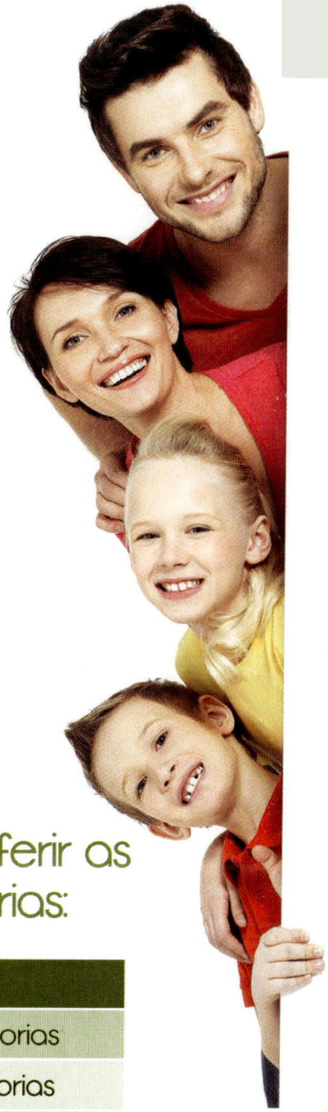

Já a publicação *Rotulagem Nutricional Obrigatória – Manual de Orientação aos Consumidores – Educação para o Consumo Saudável*, da Agência Nacional de Vigilância Sanitária (Anvisa), pondera: "A quantidade de calorias que cada pessoa precisa depende de alguns fatores, como: idade, peso, quantidade de atividade física e funcionamento do corpo. Você sabe quantas calorias você precisa por dia? Se você é uma mulher adulta que não pratica atividade física ou é uma pessoa da terceira idade, precisa, em média, de 1.600 Kcal por dia. Agora, se você é criança, menina adolescente ou homem adulto que não pratica atividade física, precisa em média de 2.200 Kcal por dia. E, por fim, se você é menino adolescente ou homem adulto que pratica atividade física, precisa de 2.800 Kcal por dia. A partir dessas informações, sabemos agora que cada pessoa precisa de uma quantidade específica de calorias por dia. Mas existe uma média para a população brasileira, que é de 2500 Kcal. Essa média foi utilizada como referência para os valores diários."

... Considerando a idade, podemos inferir as seguintes quantidades de calorias diárias:

Idade	Calorias
Até 2 anos	cerca de 1.000 calorias
Até 6 anos	cerca de 1.400 calorias
Até 10 anos	cerca de 2.000 calorias
Até 15 anos	3.200 calorias
Até 20 anos	3.500 calorias
Homens entre 25 e 60 anos	3.000 calorias
Mulheres entre 25 e 60 anos	2.200 calorias
Entre 65 e 70 anos	2.200 calorias
Mais de 70 anos	1.800 calorias

As quantidades na página anterior são meramente indicativas e genéricas, sem levar em conta os condicionantes determinantes para apontar a quantidade necessária de calorias ingeridas para cada indivíduo, o que só pode ser concluída por um profissional de saúde. Assim, o volume diário necessário para manter o corpo funcionando de maneira saudável está relacionado à quantidade e qualidade de alimento que se consome e à atividade física que se executa. Para se reduzir o peso corporal deve-se consumir menos calorias diárias, mas sem prejudicar a consumo de energia necessária para as tarefas cotidianas ou de maior impacto corporal.

A quantidade de calorias é uma forma de se orientar quando precisamos perder peso para chegar a uma medida ideal, segundo padrões de saúde ou mesmo estéticos.

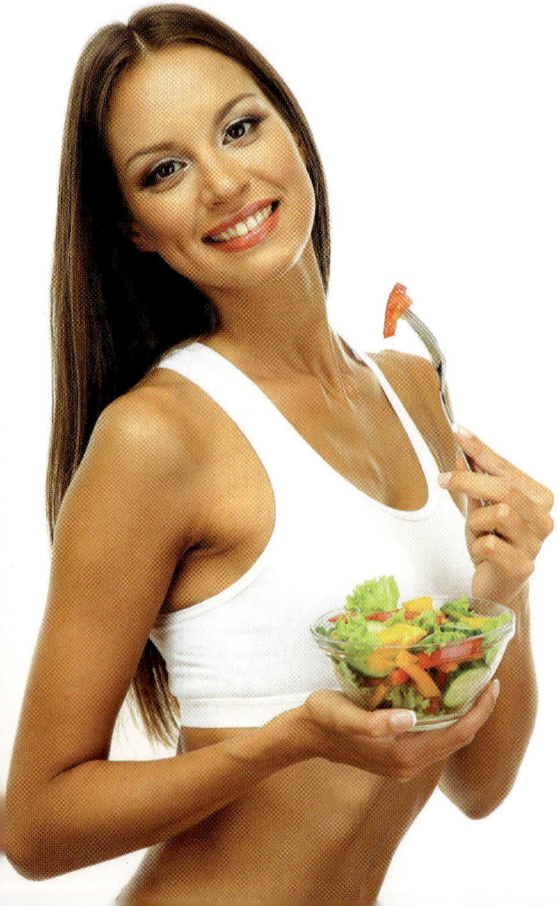

... Aplicativos para calcular calorias

Existem muitos aplicativos, em páginas da internet e para o celular, para o cálculo de calorias que devem ser consumidas diariamente. Indicamos alguns deles:

www.sonutricao.com.br apresenta a página Cálculos on-line, com cinco mecanismos de cálculo:

DESCUBRA O SEU PESO IDEAL

Segundo o site: "Este programa calcula o peso ideal com base no sexo e na altura do indivíduo. Porém, é importante lembrar que as tabelas de peso são apenas orientadoras e indicativas, não oferecendo valores razoáveis para todas as pessoas."

CALCULE O SEU IMC (ÍNDICE DE MASSA CORPÓREA)

Para calcular o IMC, o site leva em consideração o peso, a altura, a idade e o sexo.

NECESSIDADE DE CALORIAS PARA HOMENS E MULHERES

Segundo o site: "Este programa realiza uma estimativa de ingestão calórica diária. Logo, o valor deverá ser ajustado com base nas necessidades individuais de cada pessoa."

CALORIAS POR EXERCÍCIO

O cálculo é composto pelo tipo de atividade física, peso e tempo de exercício. A explicação é: "Toda atividade física consome energia do nosso corpo. Dependendo do peso do indivíduo e do exercício praticado ocorre um consumo maior ou menor de calorias."

No site da Associação Brasileira de Nutrologia há o cálculo da Taxa Metabólica Basal (TMB).
www.abran.org.br/para-o-publico/calculadoras/taxa-metabolica/

O site **www.roche.pt** apresenta as necessidades calóricas diárias, também considerando sexo, idade, peso, altura e rotina de atividades físicas: sedentária, ligeira, moderada e pesada.

Já o site **www.mundoconectado.net** apresenta uma calculadora do valor diário calórico utilizando a altura, o peso, a idade, o sexo e o grau de atividade física.

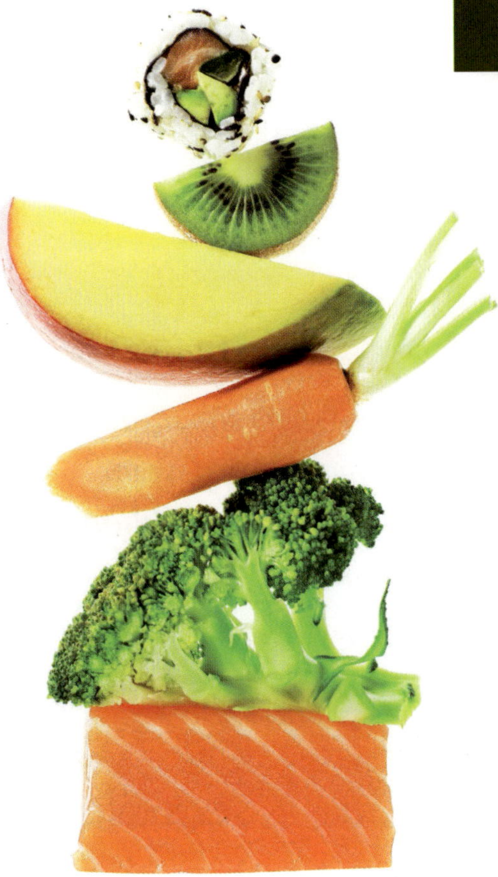

O volume diário necessário para manter o corpo funcionando de maneira saudável está relacionado à quantidade e qualidade de alimento que se consome e à atividade física que se executa.

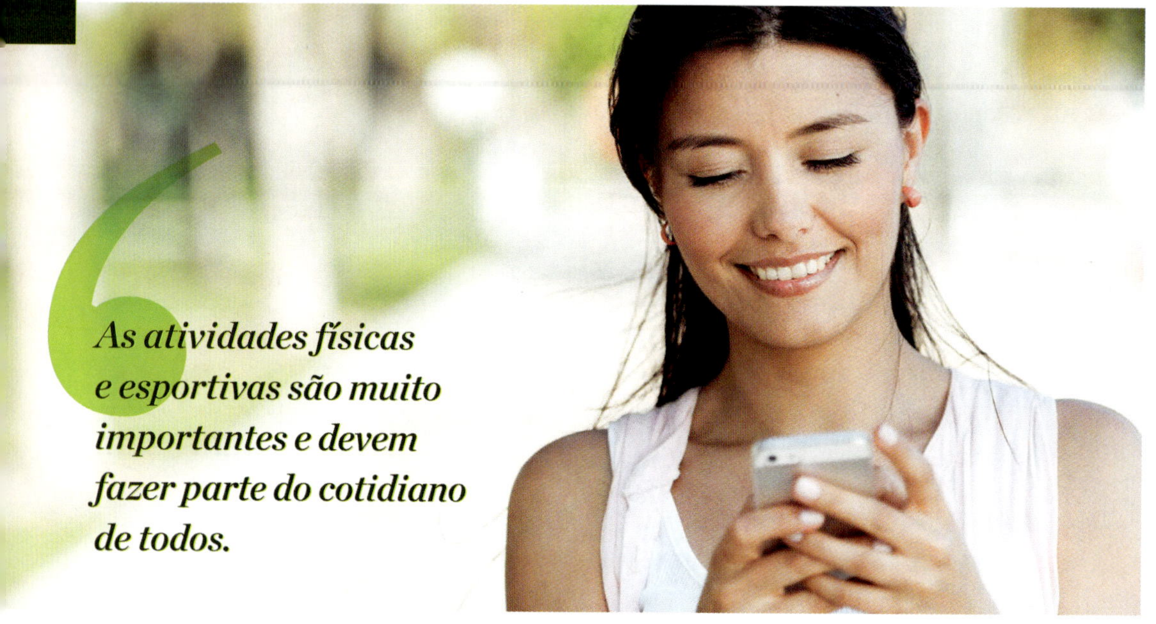

As atividades físicas e esportivas são muito importantes e devem fazer parte do cotidiano de todos.

... Para o celular nas plataformas IOS e Android são indicados os seguintes aplicativos:

CONTADOR DE CALORIAS MYFITNESSPAL: o programa monitora o peso, as medidas, o progresso de desempenho, o resumo nutricional dos alimentos e os nutrientes consumidos, além de calcular o valor nutricional das receitas.

DIETA E SAÚDE: com mais de três milhões de usuários, esse aplicativo se baseia na dieta dos pontos. O leitor se inscreve e indica a altura, peso e meta para emagrecer. Recebe-se a informação de quantos pontos a consumir diariamente, não importando o tipo de alimento, desde que não se exceda a meta.

MEDIDA CERTA: durante 90 dias o usuário receberá sugestões de atividades físicas do *personal trainer* Márcio Atalla, receitas e desafios para reprogramar o consumo de alimentos e os gastos de energia. O programa é o mesmo apresentado no *Fantástico*, da TV Globo.

BOA FORMA: apresenta uma calculadora de calorias que vai acumulando as informações ao longo do dia e desconta as atividades físicas, desde as esportivas até as mais simples, como subir escadas.

DAYBOOK: aplicativo hospedado no site de Lucila Diniz, apresenta a dieta alcalina preconizada pela empresária. Ensina a consumir cotas diárias de alimentos e estimula o compartilhamento dos resultados nas redes sociais.

TECNONUTRI: o aplicativo demonstra o planejamento de refeições, meta de perda e ganho de peso, gráficos de desempenho e diário de consumo nutricional, além de recomendações de nutrição do Ministério da Saúde e da Organização Mundial de Saúde.

NUTRABEM: o aplicativo mostra o equilíbrio nutricional, o registro diário de refeições e o cálculo de IMC, analisando o perfil de consumo do usuário e a adequação dos hábitos alimentares.

LUCILA DINIZ: também hospedado no site da empresária, tem mais informações sobre a dieta alcalina e apresenta receitas e dicas.

CONTADOR DE CALORIAS FATSECRET: o programa dispõe de uma diário de alimentação para planejar o que foi consumido, arquiva os dados das calorias consumidas e queimadas, contém um controlador de peso e um filtro de alimentos por qualidade e marcas, que escaneia o código de barras do produto.

MINHAS RECEITAS LIGHT: é um caderno eletrônico simples de receitas salgadas e doces de baixas calorias.

RECEITAS LIGHT DIETA E SAÚDE: o aplicativo apresenta receitas de baixas calorias e rápidas processadas em micro-ondas e com poucos ingredientes.

HYDRO BEBA ÁGUA: o aplicativo apresenta os benefícios de beber água com regularidade e a importância da água para o emagrecimento.

... Quais as causas do aumento de peso corporal

O ganho de peso corporal indesejado tem muitas causas. Muitas vezes, várias dessas causas surgem ao mesmo tempo e podem ser consequentes entre si. Para se combater o problema, deve-se conhecer as causas. Assim, podemos avaliar com mais vagar como reduzir o peso e, principalmente, como manter o peso corporal adequado.

De maneira geral, temos condições sociais, econômicas e culturais que interferem na alimentação cotidiana, mas o acesso aos alimentos, os vícios e os hábitos pessoais são também determinantes, não esquecendo os motivos físicos e psicológicos.

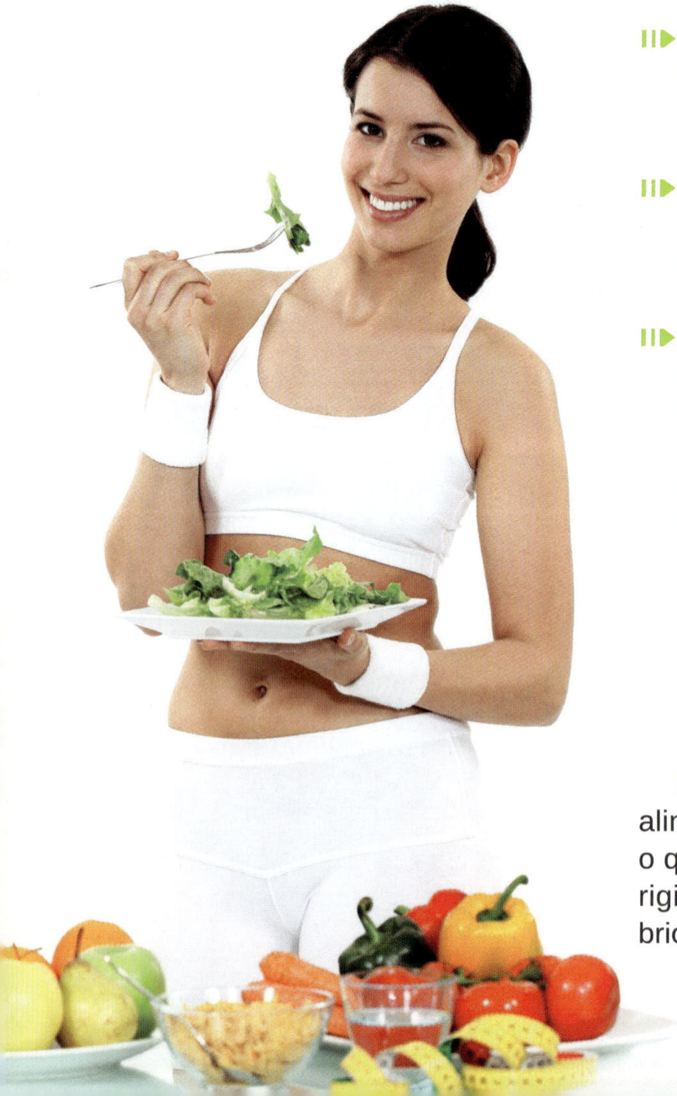

- **CAUSAS BIOLÓGICAS:** distúrbios glandulares e metabolismo deficiente.

- **CAUSAS PSICOLÓGICAS:** insegurança, depressão, solidão, tédio e ansiedade.

- **HÁBITOS INCORRETOS:** distração ao comer (na frente da televisão ou de computadores), pouca variação de alimentos e de cardápios, excesso de alimentos gordurosos, excesso de líquidos alcoólicos e açucarados, porções exageradas, mal uso de medicamentos, excesso de alimentos industrializados ou pouco conhecimento do conteúdo dos alimentos.

Identificando as circunstâncias da alimentação é possível compreender o que está mal ordenado e como corrigir o consumo em busca do equilíbrio alimentar e corporal.

Atividades físicas *e a queima de* *Calorias*

A queima de calorias está diretamente relacionada à atividade física. Os movimentos corporais necessitam de energia para serem efetivados, e essa energia é consumida, assim como a gordura corporal, quando nos movimentamos.

As atividades físicas servem não apenas para evitar doenças, mas também para manter um peso adequado à idade, ao sexo e às necessidades corporais.

É evidente que a maioria das pessoas não pratica esportes nem se movimenta com regularidade. O simples ato de andar a pé não é muito praticado, e a população urbana passa a maior parte do dia sentada.

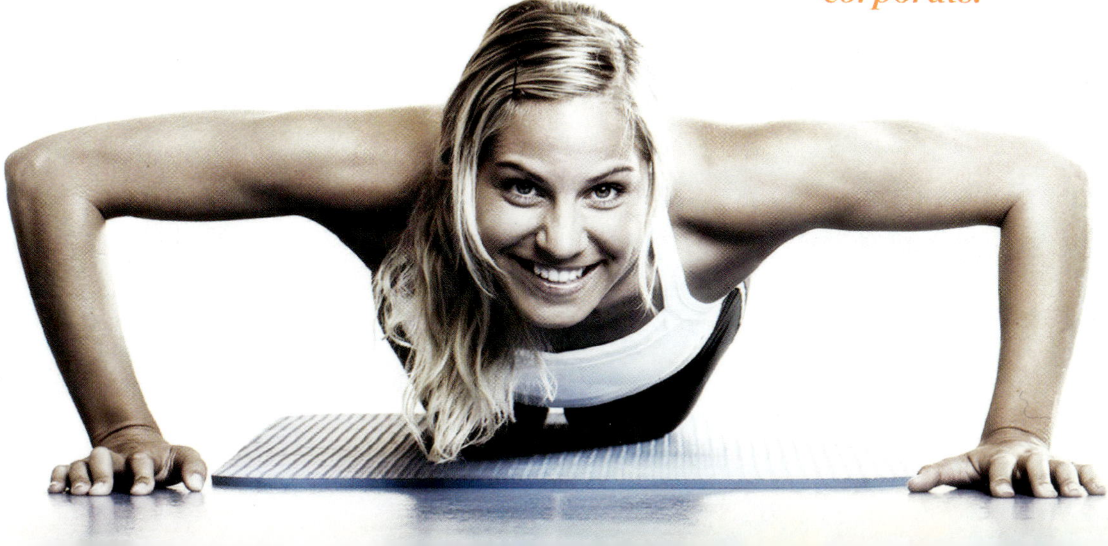

Qualquer movimento, repetitivo ou não, é importante, mesmo os que possamos considerar irrelevantes, como mascar chiclete (que consume de 10 a 15 calorias por meia hora), escovar os cabelos (por meia hora elimina aproximadamente 75 calorias), rir por aproximadamente 15 minutos por dia (queima cerca de 40 calorias), andar de escada e levantar mais vezes da cadeira (pode consumir até 300 calorias) e fazer sexo (consome 250 calorias em meia hora).

Já as atividades físicas regulares contribuem de maneira decisiva para a perda de peso e a boa saúde mental e corporal. Destacamos algumas que são bem acessíveis a pessoas de qualquer idade, que sempre devem ser acompanhadas ou orientadas por profissionais das áreas correlatas. Damos como parâmetro uma hora de exercício.

Exercício	Calorias
Pular corda	entre 750 e 800 calorias
Dança	entre 400 e 450 calorias
Andar de bicicleta	entre 400 e 500 calorias
Natação	entre 600 e 800 calorias
Corrida	entre 600 e 900 calorias
Caminhada	entre 400 e 500 calorias
Artes marciais	entre 500 e 800 calorias
Boxe	entre 600 e 900 calorias

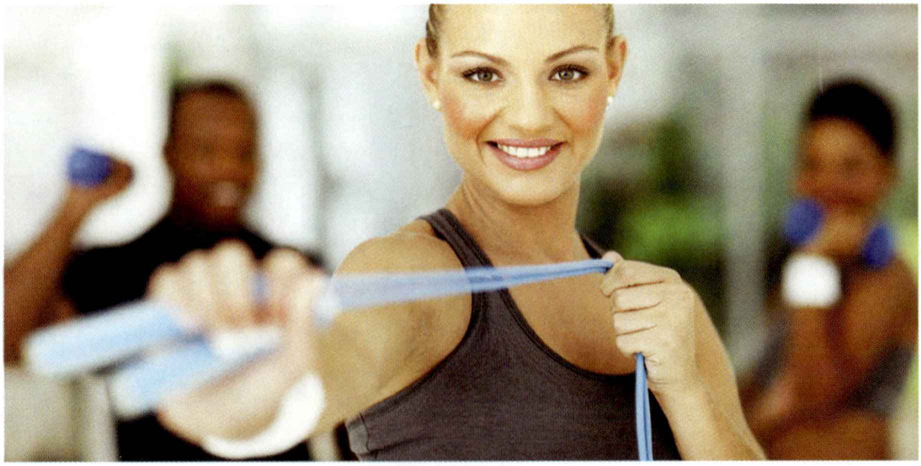

... Índice de Massa Corpórea (IMC)

O Índice de Massa Corpórea (IMC) é um parâmetro adotado pela Organização Mundial de Saúde (OMS) que é determinado pela divisão da massa do indivíduo pelo quadrado de sua altura, em que a massa está em quilogramas e a altura em metros.

... A classificação estabelecida é:

Valor	Tipo
Valor resultante menor de 16	magreza grave
Entre 16 e 17	magreza moderada
17 a 18,5	magreza leve
18,5 a 25	saudável
25 a 30	sobrepeso
30 a 35	obesidade grau I
35 a 40	obesidade grau II (severa)
Acima de 40	obesidade grau III (mórbida)

Esses resultados não podem ser considerados como indicadores definitivos, mas devem ser avaliados considerando-se a idade, o sexo, a alimentação cotidiana, as condições sociais, étnicas e culturais, como também a atividade física do indivíduo. Atletas e praticantes de musculação têm IMC alto, mas não são gordos, apresentam massa magra maior que as pessoas que não praticam nenhuma atividade regular. O IMC não pode ser aplicável para crianças, que têm um acompanhamento de peso específico. A gordura corporal considerada saudável está associada ao menor número de doenças e maior tempo de vida. Todos os resultados obtidos nos aplicativos devem ser avaliados e considerados por um nutricionista, um médico clínico geral ou mesmo um nutrólogo. Esses profissionais estão capacitados para determinar uma alimentação balanceada, dietas e formas mais saudáveis para se alcançar um peso adequado e também para perder as gorduras e calorias indesejadas.

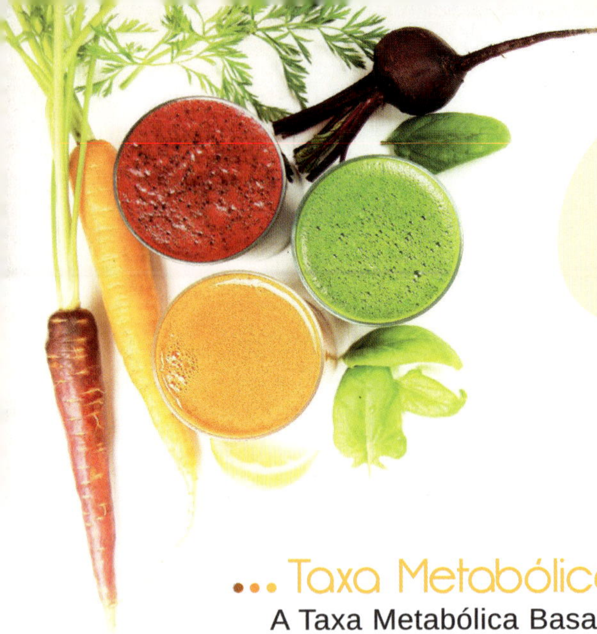

Precisamos de um 'estoque' de energia e gordura que são consumidas quando efetivamos os movimentos corporais.

... Taxa Metabólica Basal [TMB]

A Taxa Metabólica Basal (TMB) é um cálculo conhecido como o método Harris Benedict, que determina a quantidade de calorias diárias consumidas considerando a idade, o sexo, o peso, a altura e as atividades físicas. O cálculo é:

PARA HOMENS

66 + (13,7 x p) + (5 x a) – 6,8 x i), onde p = peso, a = altura, i = idade

PARA MULHERES

655 + (9,6 x p) + (1,8 x a) - (4,7 x i)

Com esse valor, vamos para outra consideração: a quantidade de atividade física semanal. Assim, se os exercícios forem:

QUANTIDADE DE ATIVIDADE FÍSICA POR SEMANA
Sem exercícios [sedentário] multiplique a TMB por 1,2.
Leves de uma ou três vezes por semana, multiplique por 1,375.
Moderados entre três ou cinco vezes por semana, multiplique por 1,55.
Forte cinco vezes por semana, multiplique por 1,725.
Pesado e muito ativo todos os dias [especialmente para atletas], multiplique por 1,9.

Finalizando o cálculo, multiplica-se o resultado da primeira conta pela quantidade de atividade física para se obter a TMB final.

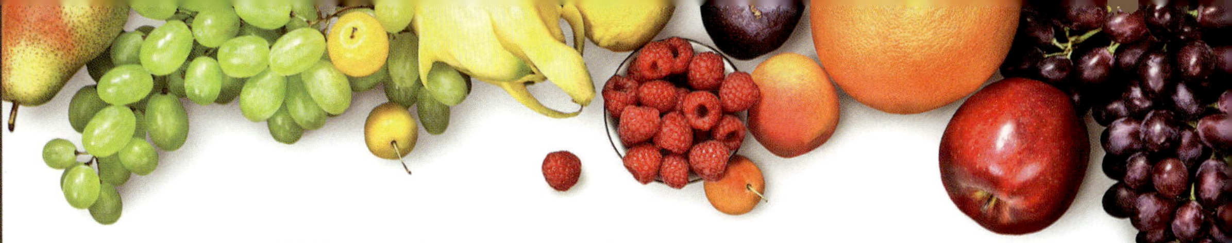

Tabelas de *Calorias*

Todos os alimentos têm uma determinada quantidade de calorias, quer eles sejam in natura, *manipulados ou industrializados. Apresentamos a seguir tabelas de calorias dos alimentos mais consumidos no dia a dia. As tabelas são úteis para uma soma diária de calorias consumidas, adequadas para cada indivíduo.*

As tabelas são divididas em três grupos principais: **alimentos naturais** (que são consumidos *in natura*), **alimentos manipulados** (que são consumidos após serem preparados em casa ou em restaurantes) e **alimentos industrializados** (que chegam ao consumidor após um processo industrial de processamento, conservação e embalagem).

Para contar as calorias, elabore uma tabela diária somando todos os alimentos que você consumiu: café da manhã, lanches, bebidas, almoço, ceia, jantar e até beliscadas rotineiras. Assim você terá um quadro geral sobre seu consumo de calorias e entenderá seus hábitos, vícios e virtudes de alimentação.

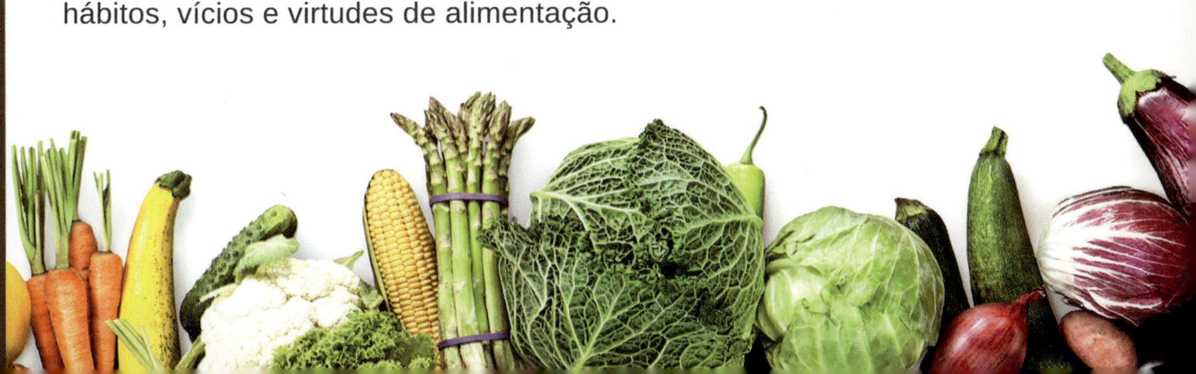

Alimentos Naturais

...Leguminosas

Alimento	Calorias
1 xícara (chá) de ervilha em conserva	109...........(Kcal)
1 xícara (chá) de fava em conserva	130...........(Kcal)
1 concha de feijão-branco cozido	79.............(Kcal)
1 xícara (chá) de feijão-branco em conserva	105...........(Kcal)
1 concha de feijão-carioca cozido	41.............(Kcal)
1 concha de feijão-mulatinho cozido	73 ....(Kcal)
1 concha de feijão-preto cozido	69.............(Kcal)
1 concha de grão-de-bico cozido	82.............(Kcal)
1 xícara (chá) de grão-de-bico em conserva	154...........(Kcal)
1 concha de lentilha cozida	65.............(Kcal)
1 xícara (chá) de tremoço	50............(Kcal)

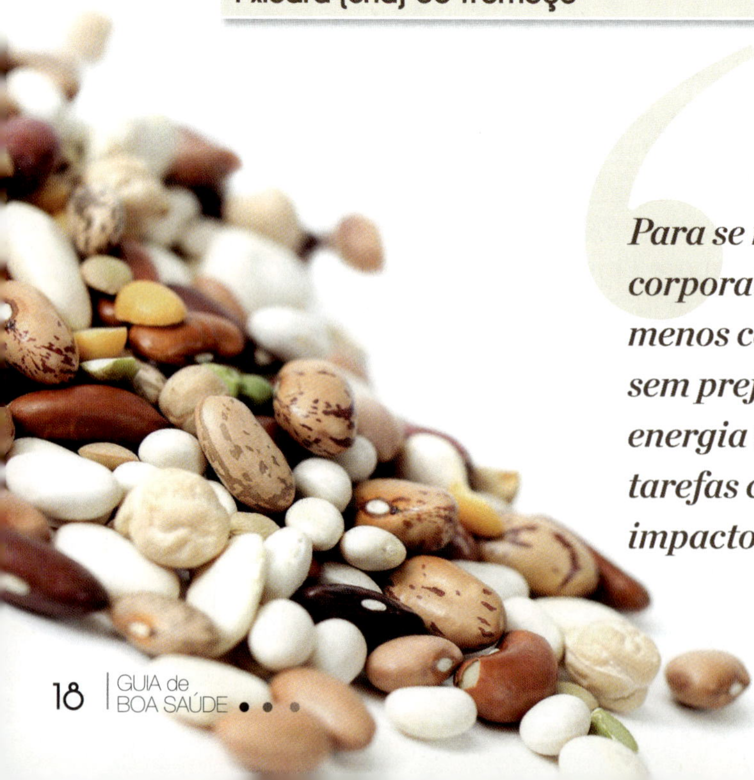

Para se reduzir o peso corporal deve-se consumir menos calorias diárias, mas sem prejudicar a consumo de energia necessária para as tarefas cotidianas ou de maior impacto corporal.

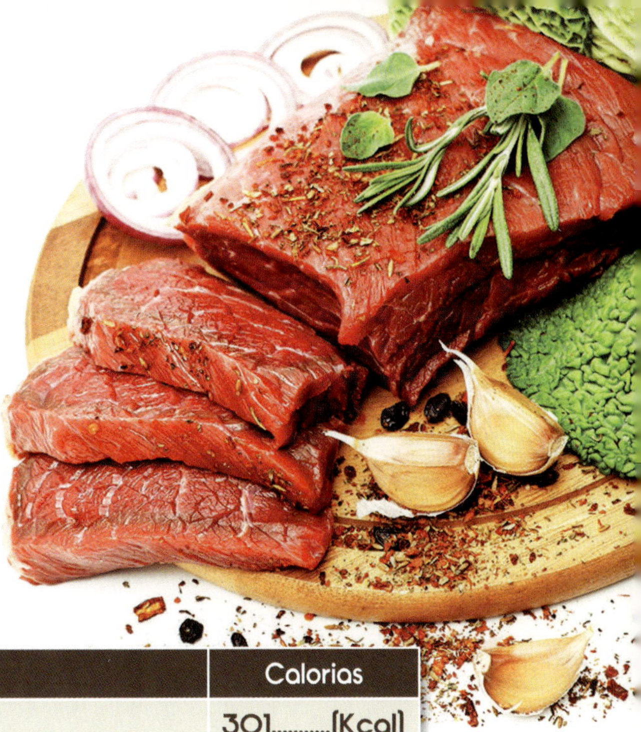

Corpo saudável é aquele que funciona adequadamente, proporcionando prazer, satisfação e uma vida cotidiana plena.

... Carne Bovina

Alimento	Calorias
2 fatias de alcatra assada	301..........(Kcal)
2 fatias de alcatra frita	235 ....(Kcal)
1 almôndega caseira frita	102 ....(Kcal)
1 baby beef	120 ....(Kcal)
1 bife à milanesa	230 ....(Kcal)
1 bife à parmegiana	491..........(Kcal)
1 bife de fígado	293 ....(Kcal)
1 bife grelhado (contrafilé com gordura)	278 ....(Kcal)
1 bife grelhado (contrafilé sem gordura)	200 ....(Kcal)
1 bife grelhado (filé-mignon sem gordura)	198..........(Kcal)
1 bife grelhado (miolo de alcatra sem gordura)	217 ....(Kcal)
1 bife rolê	179 ....(Kcal)
1 fatia de filé-mignon	140 ....(Kcal)
1 tablete de caldo de carne	25..........(Kcal)
1 fatia de carne assada	259..........(Kcal)
1 fatia de lagarto cozido	134 ....(Kcal)
1 fatia de músculo cozido	146..........(Kcal)
1 colher (sopa) de carne moída refogada	64..........(Kcal)
1 pedaço de carne-seca cozida	205 ....(Kcal)

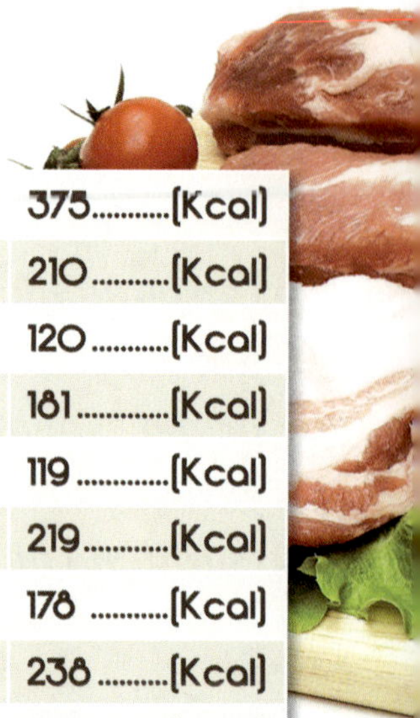

2 fatias de cupim	375..........(Kcal)
1 fatia de fígado de boi frito	210..........(Kcal)
10 fatias de carpaccio	120..........(Kcal)
1 pedaço de costela de boi assada	181..........(Kcal)
1 espetinho de carne na brasa	119..........(Kcal)
1 hambúrguer frito	219..........(Kcal)
1 hambúrguer grelhado	178..........(Kcal)
1 pedaço de picanha na brasa sem gordura	238..........(Kcal)
1 quibe assado	145..........(Kcal)
1 quibe frito	176..........(Kcal)
3 fatias de lagarto de boi assado	170..........(Kcal)
2 pedaços de língua de boi cozida	287..........(Kcal)
1 fatia de lombo assado	272..........(Kcal)
1 filé de miolo de coxão mole	120..........(Kcal)
3 pedaços de músculo cozido	180..........(Kcal)
3 fatias de patinho de boi cozido	200..........(Kcal)
1 fatia de picanha	287..........(Kcal)
1 fatia de rosbife	83..........(Kcal)

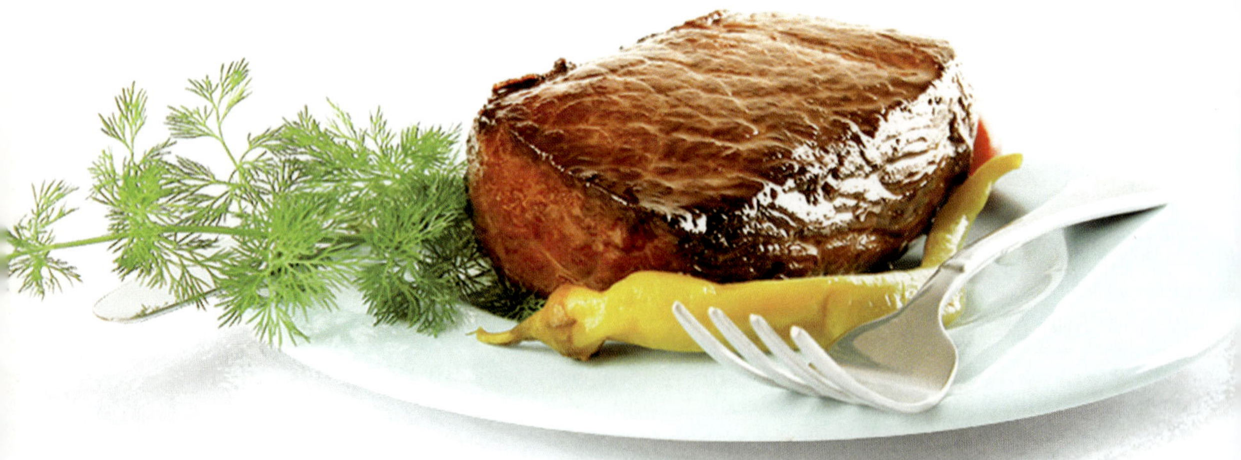

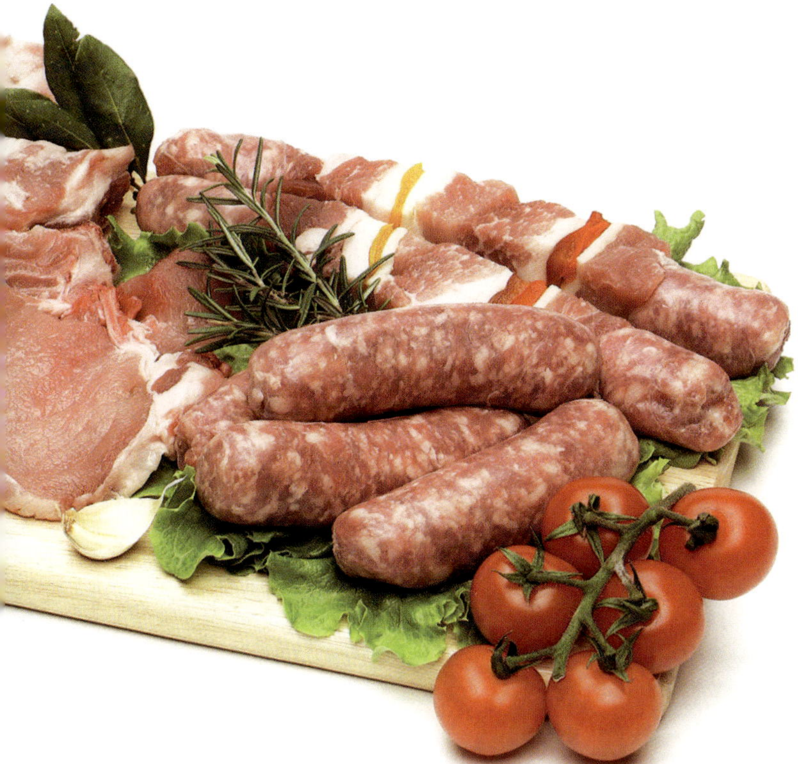

As gorduras são substâncias orgânicas de origem animal ou vegetal presentes nos alimentos, e elas respondem pelas calorias que consumimos.

...Carne Suína

Alimento	Calorias
1 fatia de bacon frito	99............[Kcal]
2 cubos de bacon fritos	198...........[Kcal]
4 fatias de tênder	210..........[Kcal]
1 bisteca de porco na brasa	280 ....[Kcal]
1 costela de porco assado	462...........[Kcal]
1 pedaço de leitão assado	190...........[Kcal]
1 fatia de lombo assado	125 ....[Kcal]
1 paio	363..........[Kcal]
1 fatia de pernil assado	158...........[Kcal]
3 rabos de porco cozido	377...........[Kcal]
1 fatia de tênder assado	121.............[Kcal]
1 fatia de toucinho frito	105...........[Kcal]
1 fatia de pernil de porco assado	196 ....[Kcal]
3 rabos de porco salgado	426...........[Kcal]

... Cereais e Farináceos

Alimento	Calorias
2 colheres (sopa) de amido de milho	76..............(Kcal)
1 colher (sopa) de arroz à grega	18................(Kcal)
1 colher (sopa) de arroz branco cozido	36..............(Kcal)
1 colher (sopa) de arroz integral cozido	34..............(Kcal)
1/2 xícara (chá) de farinha de aveia	180...........(Kcal)
2 colheres (sopa) de aveia em flocos	140 ....(Kcal)
1 colher (sopa) de malte em pó	56..............(Kcal)
1/4 de xícara (chá) de farinha de mandioca torrada	135............(Kcal)
1/2 xícara (chá) de farinha de milho	146............(Kcal)
3 colheres (sopa) de farinha de rosca	112..............(Kcal)
1/2 xícara (chá) de farinha de trigo	180...........(Kcal)
4 colheres (sopa) de farinha láctea	119 ....(Kcal)

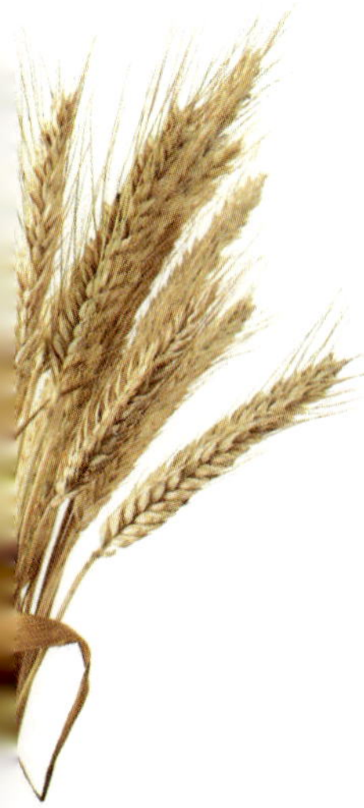

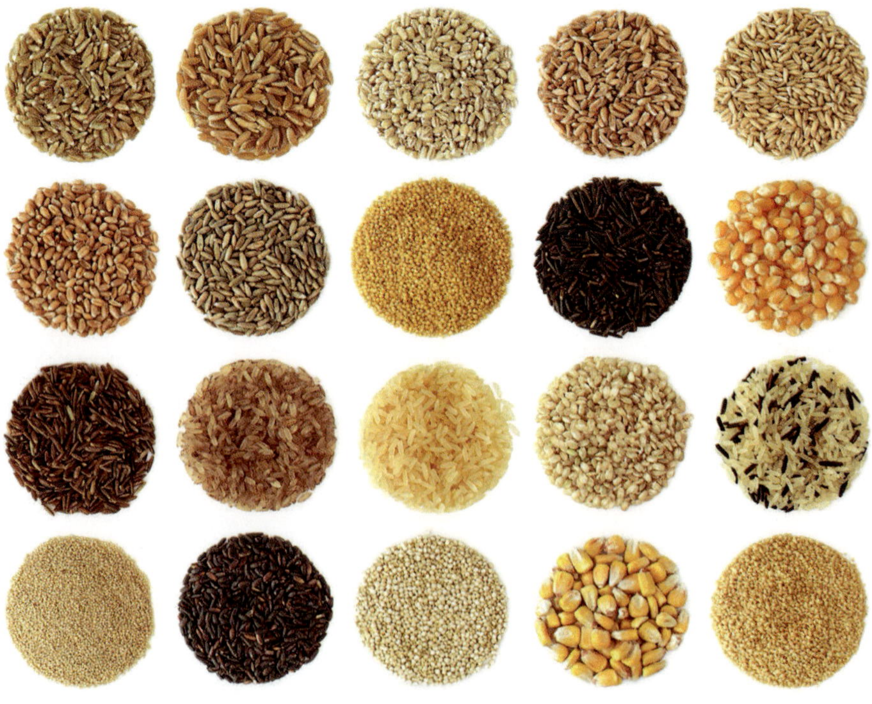

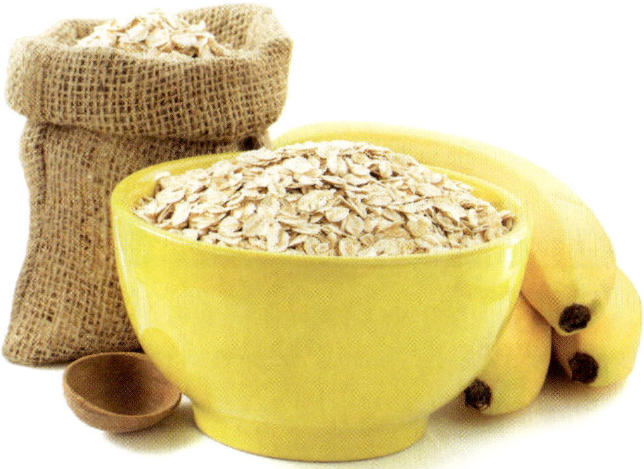

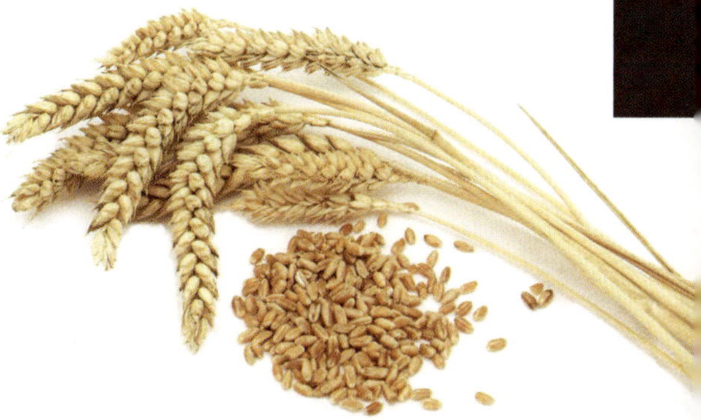

1 colher (sopa) de farofa de mandioca pronta	144 ....(Kcal)
1 colher (sopa) de farofa de mandioca com bacon	161 ....(Kcal)
1 colher (sopa) de farofa de soja pronta	149............(Kcal)
2 colheres (sopa) de fécula de batata	70............(Kcal)
1/2 xícara (chá) de fubá de milho	136............(Kcal)
1 colher (sopa) de gérmen de trigo	30............(Kcal)
1 prato raso de corn flakes	217............(Kcal)
1 colher (sopa) de farinha de amendoim	56............(Kcal)
1 colher (sopa) de farinha de batata-doce	52............(Kcal)
1 colher (sopa) de farinha de fubá de milho	69............(Kcal)
1 colher (sopa) de farinha de mandioca	54............(Kcal)
1/2 xícara (chá) de granola	138............(Kcal)
1 xícara (chá) de granola com castanhas	300........(Kcal)
1 colher (sopa) de grão de aveia cru	48............(Kcal)
1 colher (sopa) de linhaça	45............(Kcal)
1 colher (sopa) de batata-inglesa	53............(Kcal)
1 colher (sopa) farinha de arroz	53............(Kcal)
1 colher (sopa) de farinha de aveia crua	57............(Kcal)
1 espiga de milho	132............(Kcal)
1 xícara (chá) de milho em conserva	103............(Kcal)
3 colheres (sopa) de mucilon de arroz	79............(Kcal)
1 colher (sopa) de aveia em flocos	50............(Kcal)

...Legumes e Verduras

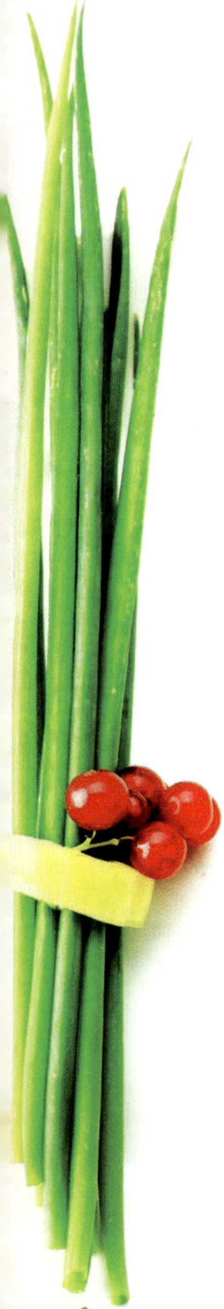

Alimento	Calorias
4 colheres [sopa] de abóbora cozida	40.............[Kcal]
1 pedaço de abóbora-moranga cozida	10.............[Kcal]
1 xícara [chá] de abobrinha cozida	18.............[Kcal]
1 xícara [chá] de acelga cozida	23.............[Kcal]
1 xícara [chá] de agrião	10.............[Kcal]
1/4 de xícara [chá] de alcachofra em conserva	8.............[Kcal]
1 folha de alface	1.............[Kcal]
1 xícara [chá] de alfafa	38.............[Kcal]
1 xícara [chá] de alho-poró	30.............[Kcal]
1 pires de chá de almeirão	14.............[Kcal]
1 aspargo em conserva	1.............[Kcal]
1 azeitona	4.............[Kcal]
1 xícara [chá] de batata-doce cozida	230.........[Kcal]
1 batata cozida	71.............[Kcal]
1 porção de batata frita	267.........[Kcal]
1 xícara [chá] de berinjela cozida	43.............[Kcal]
4 colheres [sopa] de berinjela italiana	209.........[Kcal]
1 pires de chá de bardana	90.............[Kcal]
1 beterraba cozida	55.............[Kcal]
1 beterraba crua	65.............[Kcal]
1 xícara [chá] de brócolis cozido	26.............[Kcal]
1 xícara [chá] de broto de bambu	17.............[Kcal]
1 xícara [chá] de broto de feijão	44.............[Kcal]
2 carás cozidos	120.........[Kcal]
1 cebola cozida	41.............[Kcal]

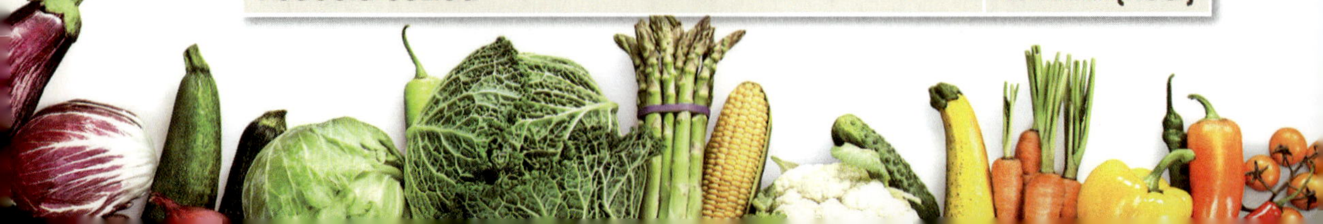

Alimento	Calorias
1/2 xícara (chá) de cebolinha em conserva	18 ....(Kcal)
1 cenoura cozida	54............(Kcal)
1 cenoura crua	54............(Kcal)
1 xícara (chá) de chuchu cozido	29............(Kcal)
1 xícara (chá) de cogumelo em conserva	26............(Kcal)
1 prato de couve-manteiga refogada	58............(Kcal)
1 xícara (chá) de couve-flor cozida	19............(Kcal)
1 xícara (chá) de espinafre refogado	29 ....(Kcal)
1 pedaço de mandioca cozida	57 ....(Kcal)
1 mandioquinha cozida	72............(Kcal)
1 xícara (chá) de nabo	14............(Kcal)
1 quarto de xícara (chá) de palmito em conserva	14............(Kcal)
1 pepino japonês	16............(Kcal)
1 colher (sopa) de picles	6............(Kcal)
1 colher (sopa) de pimentão amarelo	6............(Kcal)
1 quiabo refogado	2............(Kcal)
1 rabanete	4............(Kcal)
1 xícara (chá) de repolho branco	13............(Kcal)
1 xícara (chá) de repolho roxo	5............(Kcal)
1 prato fundo de rúcula	7............(Kcal)
1 xícara (chá) de seleta de legumes enlatada	78............(Kcal)
5 colheres (sopa) de salada de maionese e batata	290 ....(Kcal)
1 tomate	16............(Kcal)
2 colheres (sopa) de tomate seco	101 ....(Kcal)
1 xícara (chá) de vagem	25............(Kcal)
1 dente de alho	7............(Kcal)

...Frutas e Sementes

Alimento	Calorias
1 colher (sopa) de abacate	80............(Kcal)
1 fatia de abacaxi	44...............(Kcal)
1 xícara (chá) de açaí	110............(Kcal)
1 acerola	3................(Kcal)
1 ameixa amarela	23..............(Kcal)
1 ameixa-preta seca	10..............(Kcal)
1 ameixa vermelha	9................(Kcal)
10 amêndoas	640...........(Kcal)
1 xícara (chá) de amendoim	576...........(Kcal)
1/2 copo de amora silvestre	61...............(Kcal)
10 avelãs	633...........(Kcal)
1/2 banana-da-terra	105...........(Kcal)
1 banana-maçã	97 ....(Kcal)
1 banana-nanica	89..............(Kcal)

Alguns alimentos, como os cereais refinados, promovem o acúmulo de tecido adiposo no abdômen, prejudicando a estética e trazendo complicações sérias para a saúde.

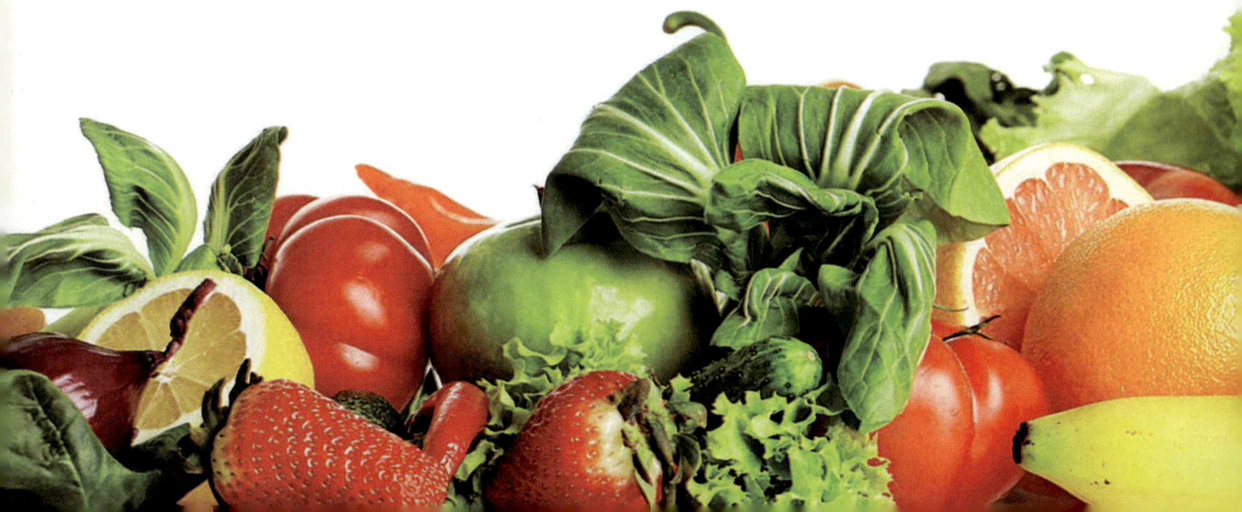

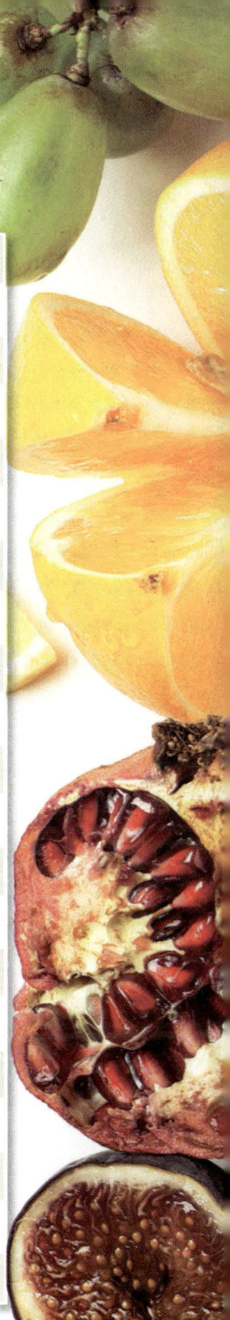

1/2 banana-nanica à milanesa	308.........[Kcal]
2 bananas-ouro	159............[Kcal]
1 banana-passa	35.............[Kcal]
1 banana-prata	74.............[Kcal]
1 cajá-manga	46.............[Kcal]
1 caju	54.............[Kcal]
1 caqui chocolate	72.............[Kcal]
1 caqui japonês	86.............[Kcal]
1 carambola	59.............[Kcal]
5 castanhas	100..........[Kcal]
1 gomo de cana-de-açúcar	64.............[Kcal]
1 xícara (chá) de castanha-do-pará	1.049.......[Kcal]
1 xícara (chá) de castanha de caju torrada	914............[Kcal]
1 xícara (chá) de castanha europeia crua	287 ....[Kcal]
1 cereja	11...............[Kcal]
1 colher (sopa) de coco ralado fresco	50.............[Kcal]
1 cupuaçu	72.............[Kcal]
1 damasco seco	9...............[Kcal]
1 figo	19.............[Kcal]
1 figo seco	60.............[Kcal]
1 colher (sopa) de framboesa	12.............[Kcal]

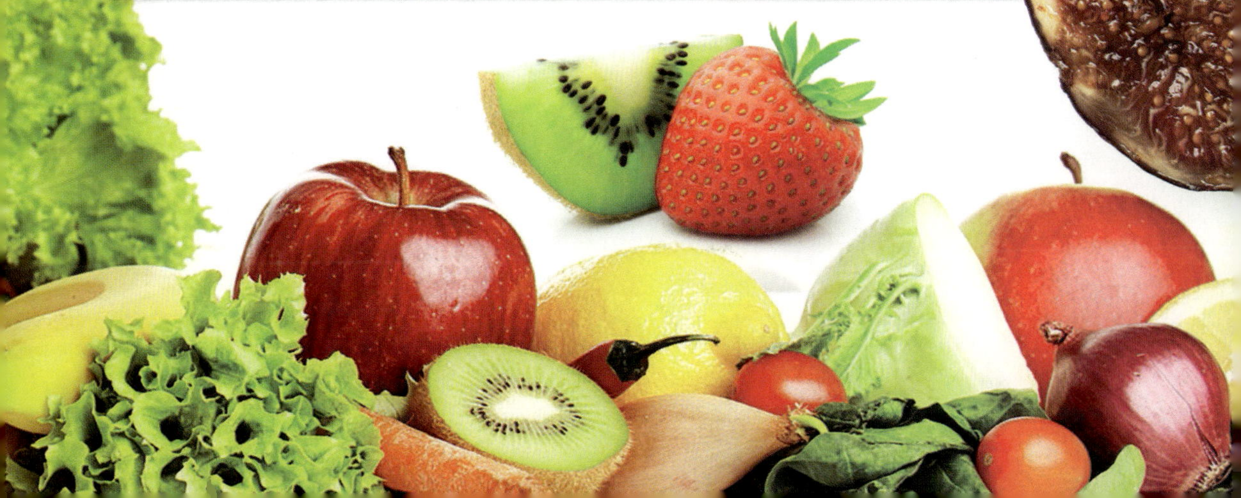

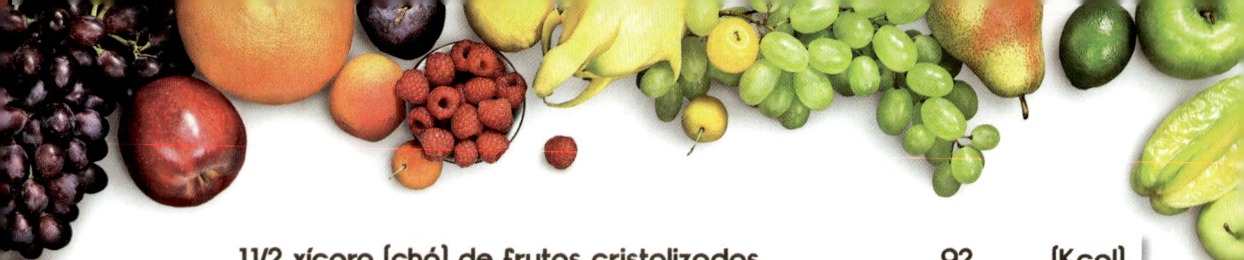

1.1/2 xícara (chá) de frutas cristalizadas	92..........[Kcal]
1 fruta-pão	96..........[Kcal]
1 goiaba branca	58..........[Kcal]
1 goiaba vermelha	46..........[Kcal]
1 grapefruit	94..........[Kcal]
1 graviola	60..........[Kcal]
10 jabuticabas	14..........[Kcal]
1 gomo de jaca	9..........[Kcal]
1 jatobá	115..........[Kcal]
1 kiwi	44..........[Kcal]
1 laranja-baía	42..........[Kcal]
1 laranja-lima	38..........[Kcal]
1 laranja-pera	42..........[Kcal]
1 porção de guaraná	69..........[Kcal]
5 laranjinhas-japonesas	48..........[Kcal]
1 lima-da-pérsia	32..........[Kcal]
1 limão	19..........[Kcal]
1 pacote de manga desidratada	141..........[Kcal]
1 pacote de maçã desidratada	128..........[Kcal]
1 maçã fuji	78..........[Kcal]
1 fatia de mamão formosa	45..........[Kcal]
1 mamão papaia	99..........[Kcal]
1 xícara (chá) de manga	144..........[Kcal]
1 maracujá	25..........[Kcal]
1 fatia de melancia	33..........[Kcal]
1 fatia de melão	28..........[Kcal]
10 morangos	36..........[Kcal]
1 nectarina	64..........[Kcal]

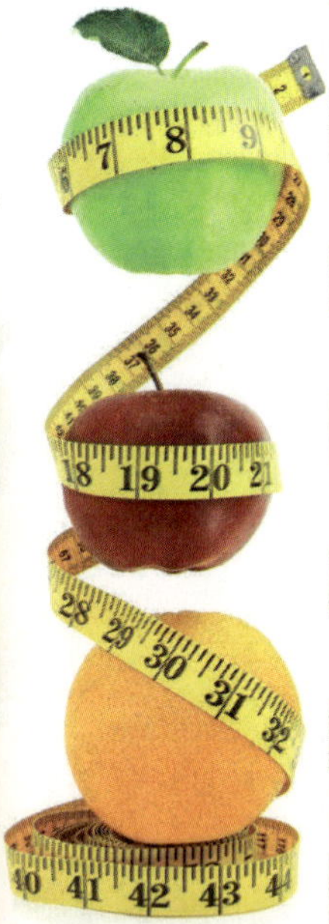

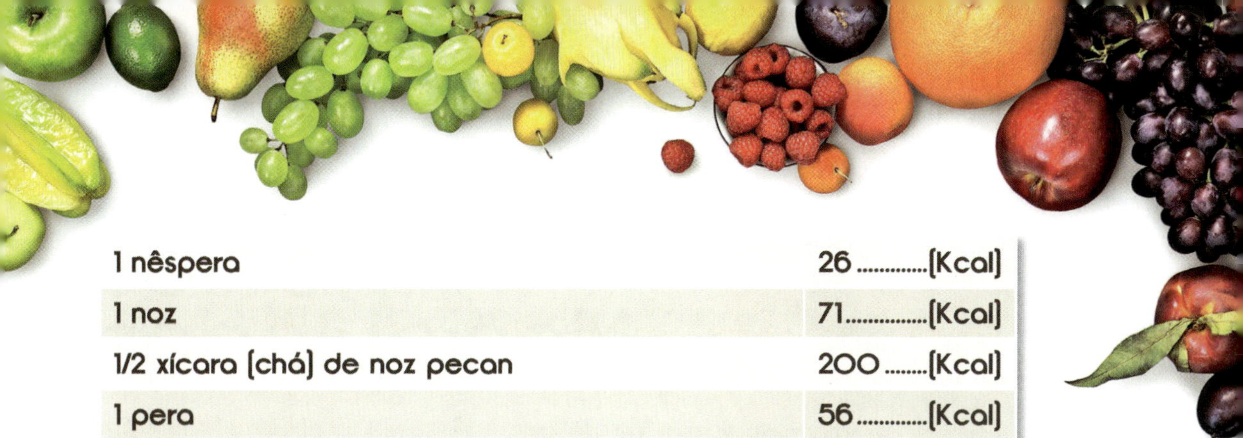

1 nêspera	26 ....[Kcal]
1 noz	71..............[Kcal]
1/2 xícara (chá) de noz pecan	200 ....[Kcal]
1 pera	56 ....[Kcal]
1 pequi	40.............[Kcal]
1 pêssego	46 ....[Kcal]
1 fruta-do-conde	53.............[Kcal]
10 pitangas	47.............[Kcal]
1 romã	62..............[Kcal]
1 taça de salada de frutas	99.............[Kcal]
2 colheres (sopa) de sementes de abóbora torradas	130..........[Kcal]
1 colher (sopa) de sementes de gergelim secas	59 ....[Kcal]
1 tâmara seca	76..............[Kcal]
1/2 xícara (chá) de polpa de tamarindo	232..........[Kcal]
1 tangerina	72..............[Kcal]
1 cacho de uva itália	158...........[Kcal]
1 colher (sopa) de passas	54..............[Kcal]
1 cacho de uva rubi	171.............[Kcal]

Em vez de cortar arroz e trigo da dieta, opte pelas versões integrais, que além de serem ricas em nutrientes essenciais contêm fibras, aumentando a sensação de saciedade.

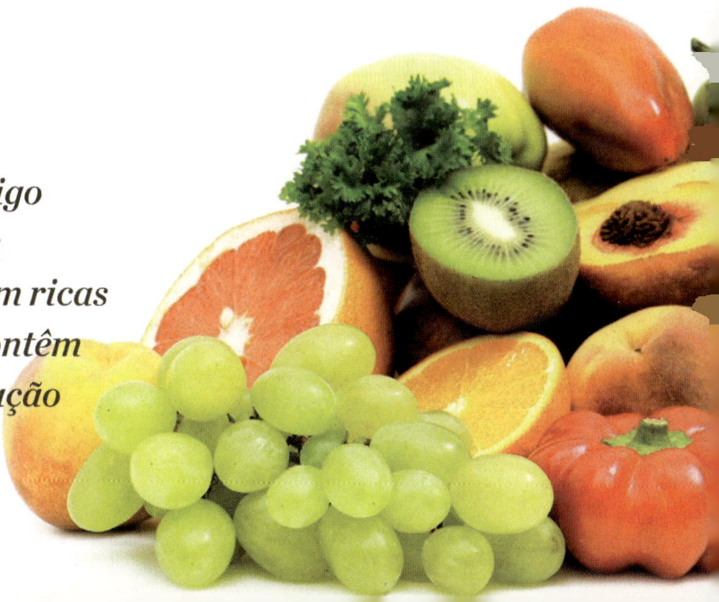

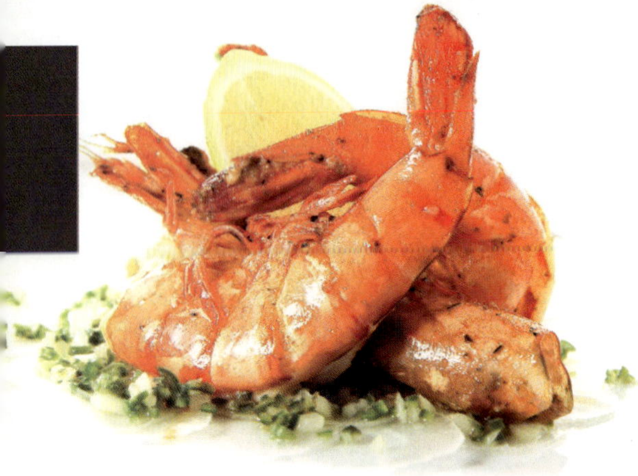

Alimentos Manipulados

...Frutos do Mar

Alimento	Calorias
10 camarões médios cozidos	90............[Kcal]
1 camarão pequeno frito	62..............[Kcal]
5 camarões fritos grandes	310...........[Kcal]
5 camarões cozidos grandes	82..............[Kcal]
5 camarões secos descascados	158...........[Kcal]
1 casquinha de caranguejo	250 ....[Kcal]
1 casquinha de siri	413...........[Kcal]
1 stick de kani-kama	13..............[Kcal]
1 filé de linguado assado	90............[Kcal]
8 lagostins	112.............[Kcal]
1 lagosta grelhada com manteiga	308.........[Kcal]
1 lagosta cozida	196...........[Kcal]
1 lula à doré	190..........[Kcal]
1 lula cozida	92..............[Kcal]
1 marisco	186...........[Kcal]
3 ostras cruas	81...............[Kcal]
1 porção de 100 g de ova de peixe crua	123...........[Kcal]
1 porção de 60 g de polvo refogado	49..............[Kcal]
1 filé de anchova cozida	118 ....[Kcal]
1 filé de anchova à milanesa	210..........[Kcal]
1 posta de atum cru	146...........[Kcal]
1 porção de bacalhau cozido	100.........[Kcal]

1 posta de cação cozido	129............[Kcal]
1 colher [chá] de caviar	24..............[Kcal]
1 posta de dourado	88.............[Kcal]
1 filé de haddock cozido	100..........[Kcal]
1 porção de mexilhão cozido	122 ....[Kcal]
1 filé de namorado cozido	122 ....[Kcal]
1 filé de pescada cozida	97 ....[Kcal]
1 posta de pintado grelhado	208 ....[Kcal]
1 polvo cru	64..............[Kcal]
1 posta de salmão assado	292...........[Kcal]
1 filé de salmão cru	211 ....[Kcal]
1 posta de tainha cozida	204..........[Kcal]
1 truta assada	378...........[Kcal]
4 sardinhas em óleo comestível	174.............[Kcal]
3 sardinhas em conserva com azeite	298 ....[Kcal]

A gordura corporal considerada saudável está associada ao menor número de doenças e à maior expectativa de vida.

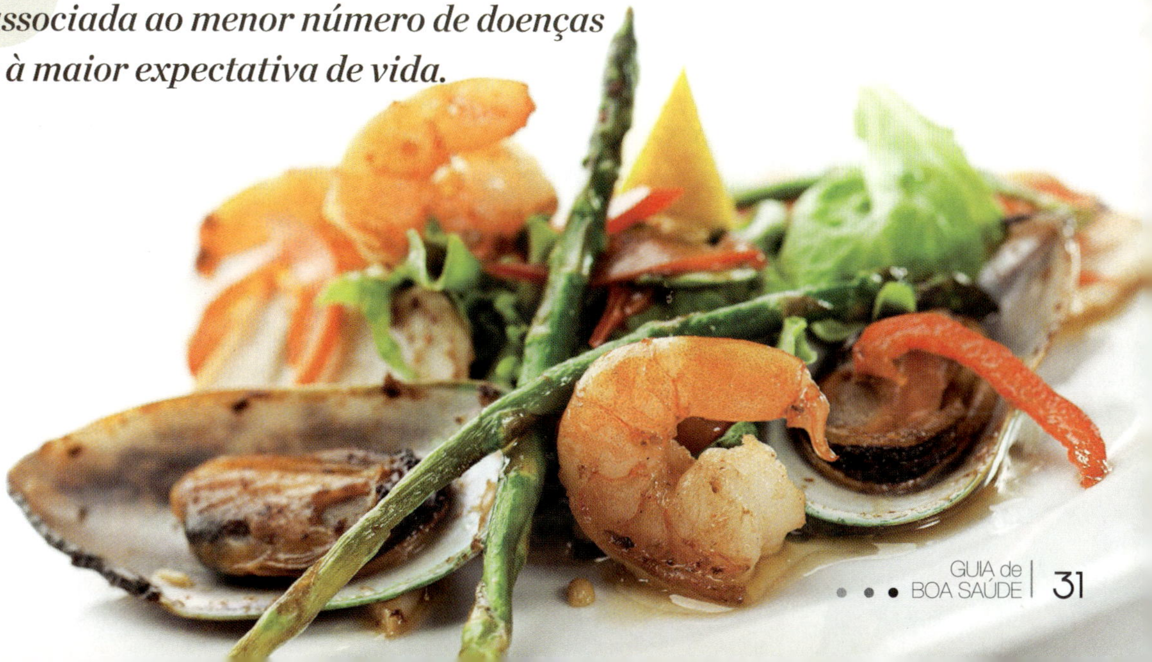

... Sanduíches

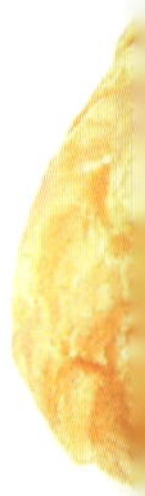

Alimento	Calorias
1 americano	451 (Kcal)
1 bauru	353 (Kcal)
1 beirute com queijo	255 (Kcal)
1 hambúrguer simples	490 (Kcal)
1 cheeseburguer	596 (Kcal)
1 cheeseburguer salada	620 (Kcal)
1 cheesefrango	592 (Kcal)
1 queijo quente	293 (Kcal)
1 misto-quente	343 (Kcal)
1 hot dog simples	305 (Kcal)
1 hot dog com catchup e mostarda	342 (Kcal)
1 X-frango	387 (Kcal)
1 X-bacon	414 (Kcal)

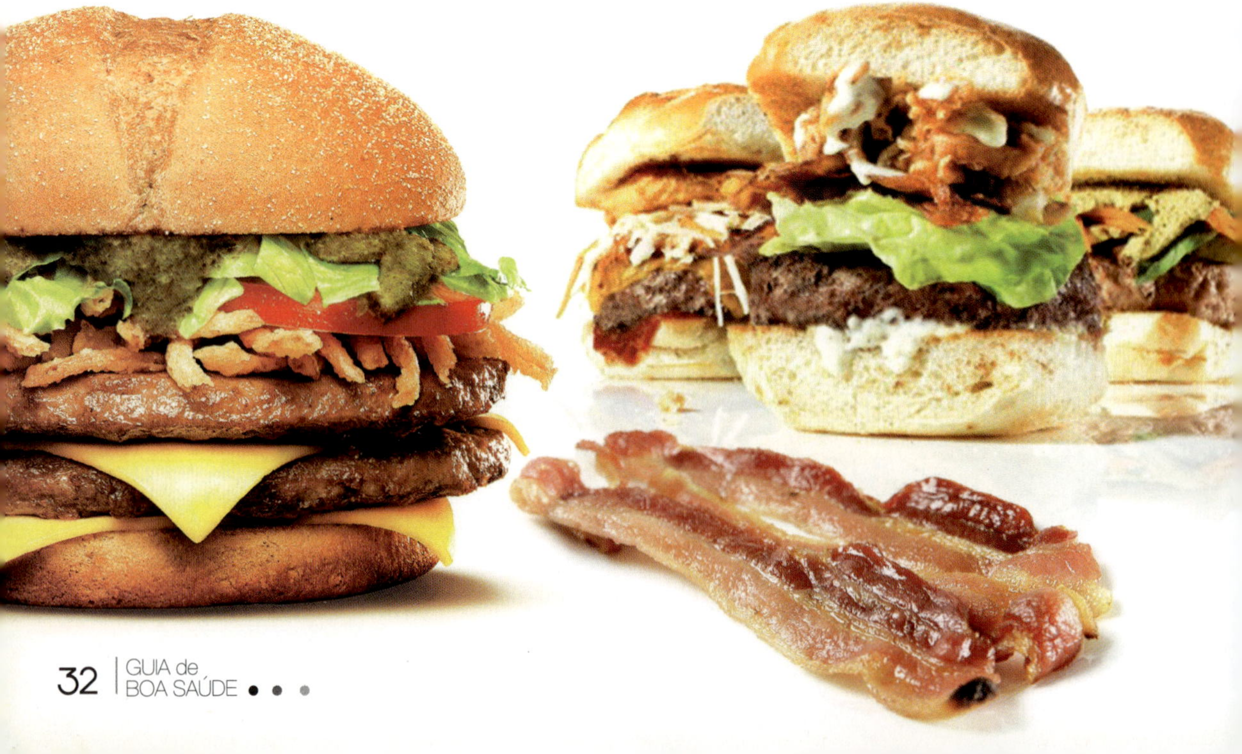

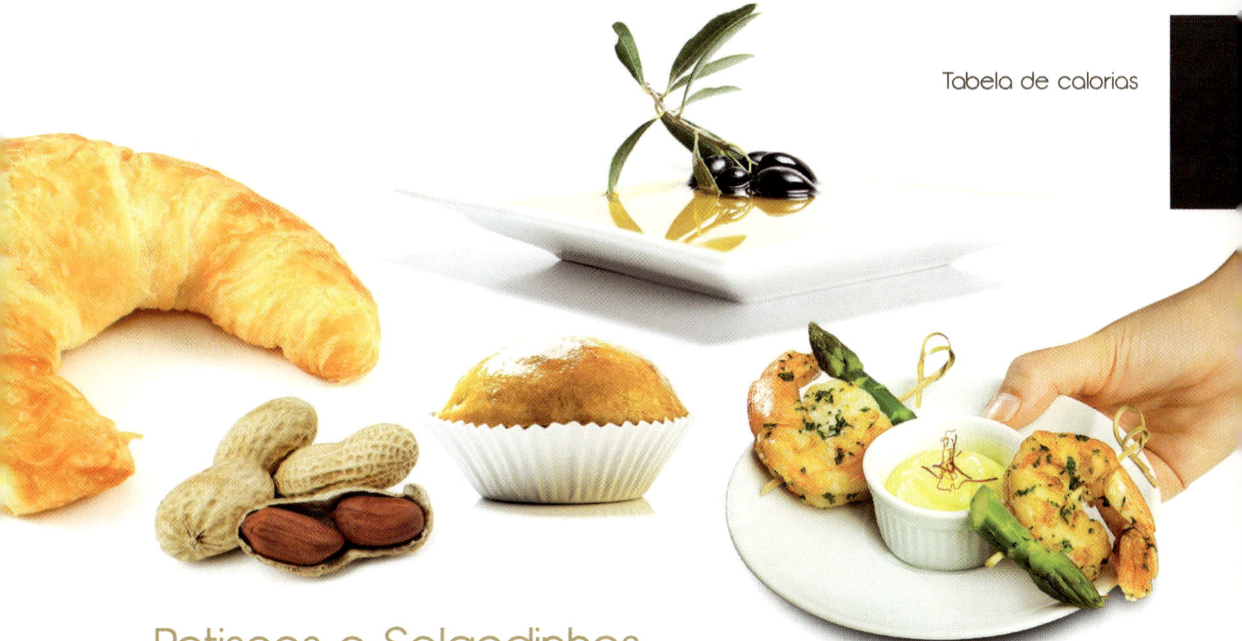

... Petiscos e Salgadinhos

Alimento	Calorias
1 porção de 100 g de amendoim	595..........[Kcal]
1 azeitona preta	12...............[Kcal]
1 azeitona verde	15...............[Kcal]
1 porção de 100 g de batata chips	544...........[Kcal]
1 croissant	235..........[Kcal]
1 fatia de empadão	359.........[Kcal]
1 biscoito de polvilho	33.............[Kcal]
1 bolinho de bacalhau	40.............[Kcal]
1 espetinho de camarão frito	461...........[Kcal]
1 porção de 100 g de castanha de caju	609.........[Kcal]
1 porcão de 100 g de castanha-do-pará	699.........[Kcal]
1 coxinha pequena	180..........[Kcal]
1 croquete de carne pequeno	185...........[Kcal]
1 croquete de frango pequeno	180..........[Kcal]
1 empada de camarão pequena	127...........[Kcal]
1 empada de frango pequena	135...........[Kcal]
1 empada de palmito pequena	160..........[Kcal]

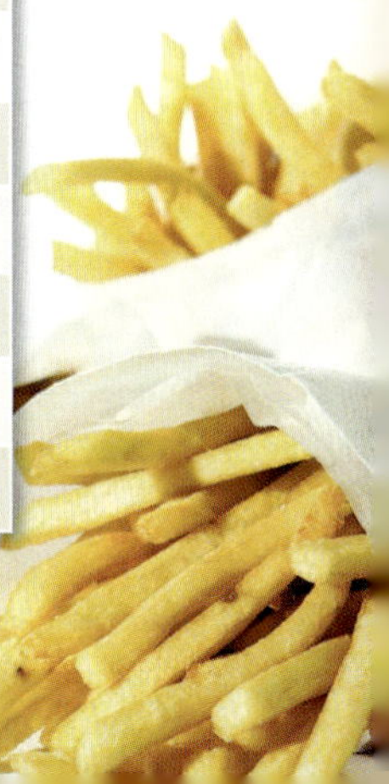

1 esfiha de carne	150..........(Kcal)
1 esfiha de queijo	155..........(Kcal)
1 pão de queijo pequeno	75..........(Kcal)
1 pastel de carne pequeno	165..........(Kcal)
1 pastel de pizza pequeno	173..........(Kcal)
1 pastel de queijo pequeno	170..........(Kcal)
1 porção de 100 g de picles	20..........(Kcal)
1 pacote pequeno de pipoca	201..........(Kcal)
1 pacote grande de pipoca de micro-ondas com manteiga	465..........(Kcal)
1 porção de 100 g de pistache	640..........(Kcal)
1 porção de 100 g de provolone	170..........(Kcal)
1 quibe frito	180..........(Kcal)
1 porção de 100 g de tremoço cozido	88..........(Kcal)
1 quiche de queijo	382..........(Kcal)

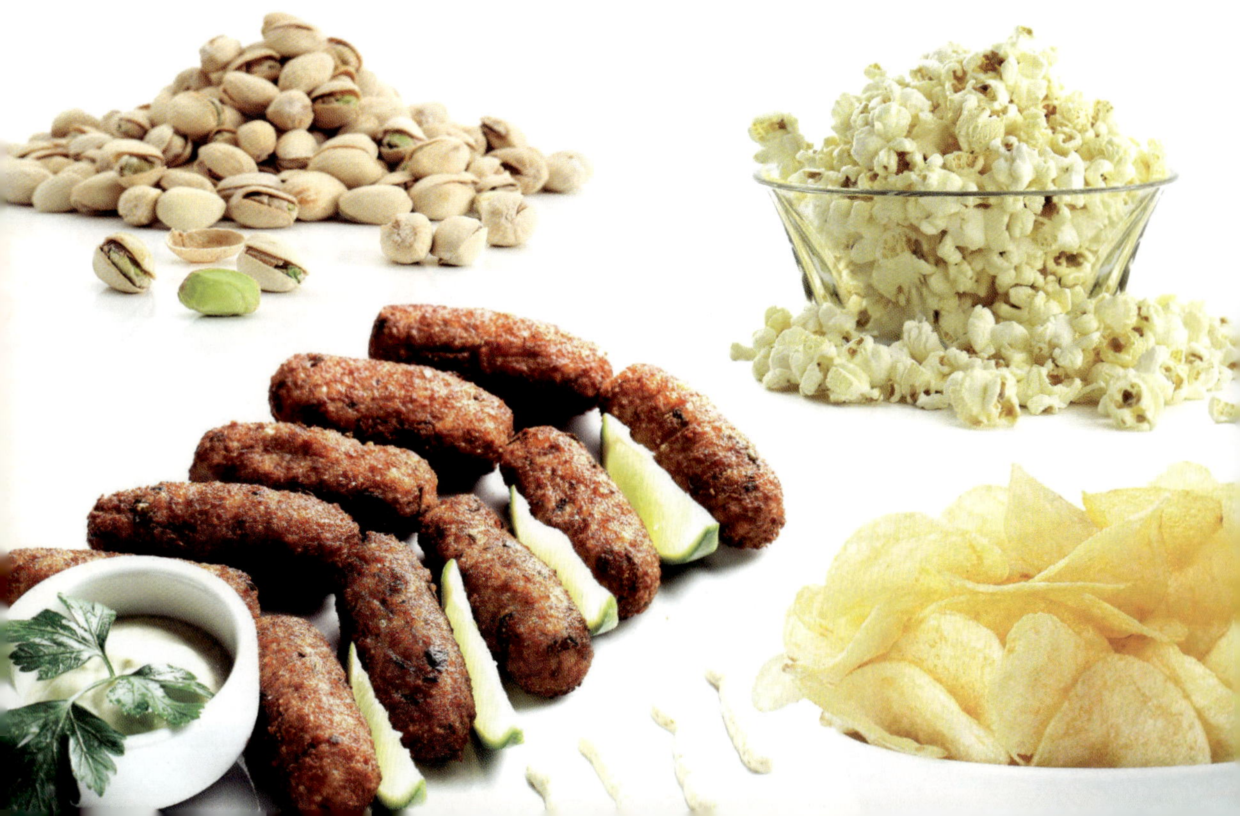

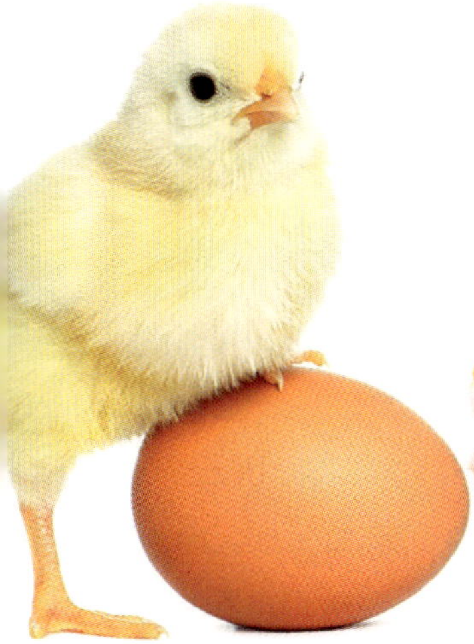

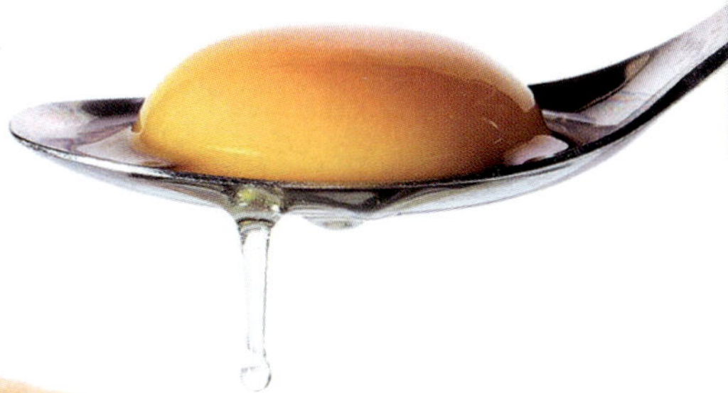

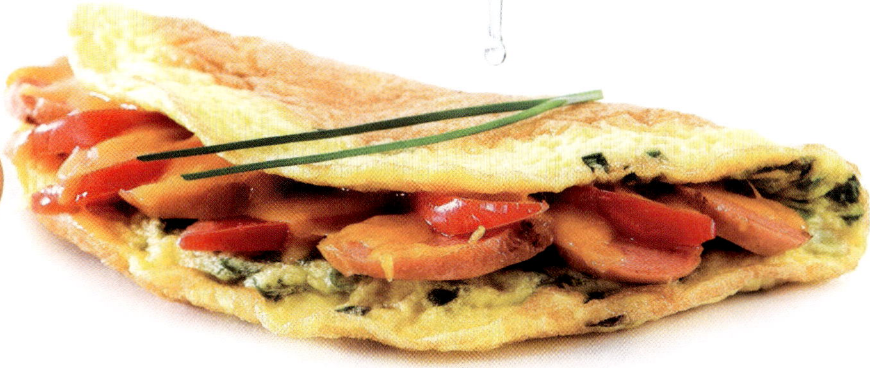

... Ovos

Alimento	Calorias
1 gemada	210...........[Kcal]
1 omelete com queijo muçarela	220..........[Kcal]
1 omelete simples	110.............[Kcal]
1 ovo cozido	71...............[Kcal]
1 ovo de codorna	16...............[Kcal]
1 ovo frito	105...........[Kcal]
1 ovo mexido simples	120 ....[Kcal]

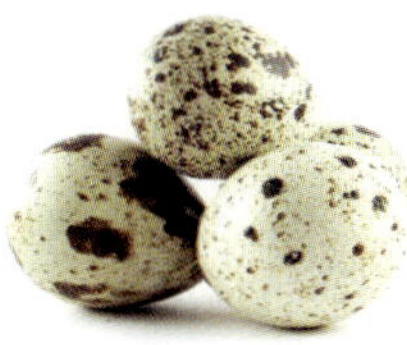

O organismo precisa de energia calórica para queimar, portanto há necessidade diária de carboidrato, proteína e gordura que os alimentos proporcionam.

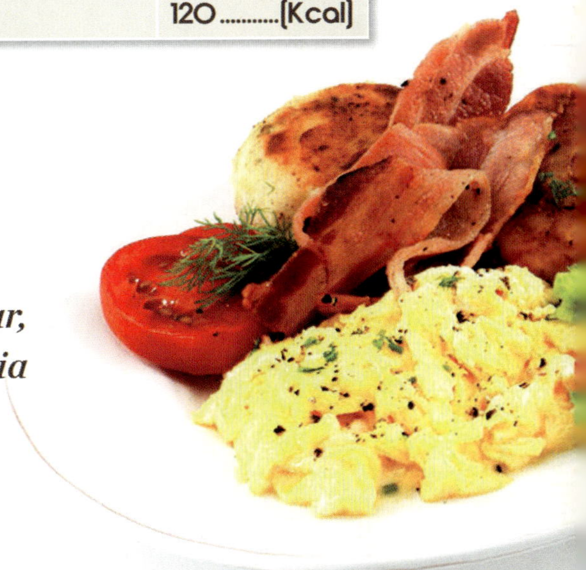

... Alimentos de Fast-food: Lanchonete McDonald's

Alimento	Calorias
BigMac	590 ....(Kcal)
Chelddar MacMelt	550 ....(Kcal)
Cheeseburger	394 ....(Kcal)
4 unidades de Chicken McNuggets	373 ....(Kcal)
Hambúrguer	296 ....(Kcal)
McBacon	410 ....(Kcal)
McChiken	491 ....(Kcal)
McCookies	288 ....(Kcal)
McFish	394 ....(Kcal)
McFritas pequeno	171 ....(Kcal)
McFritas médio	233 ....(Kcal)
McFruit pequeno laranja	159 ....(Kcal)
McFruit médio laranja	280 ....(Kcal)

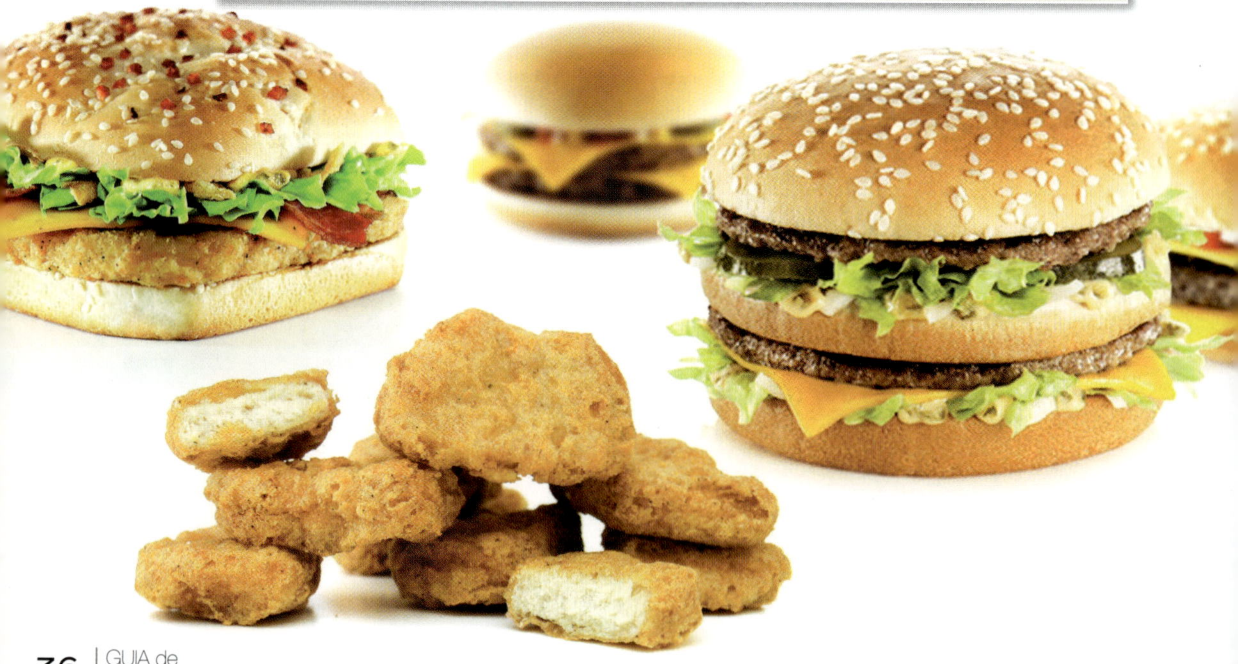

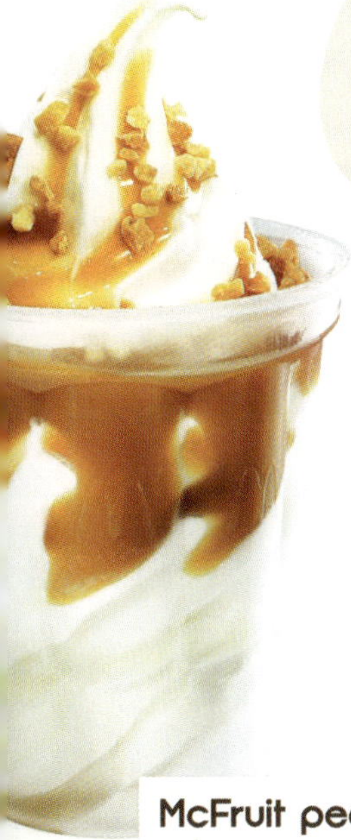

Consumir fast-food (sanduíches ou pizzas) no almoço, um par de vezes por semana, não prejudica ninguém, desde que os ingredientes não sejam tão ricos em gordura.

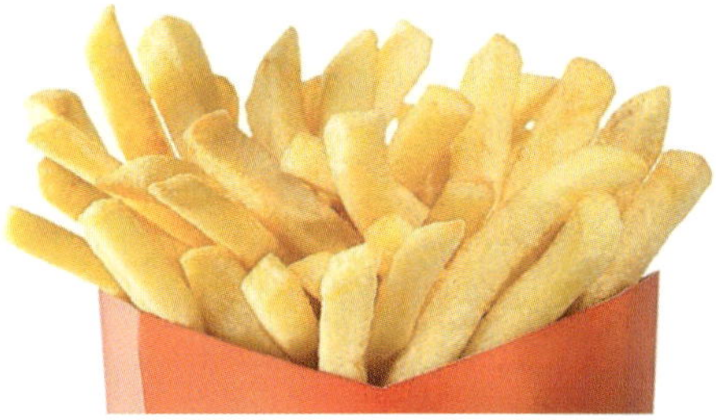

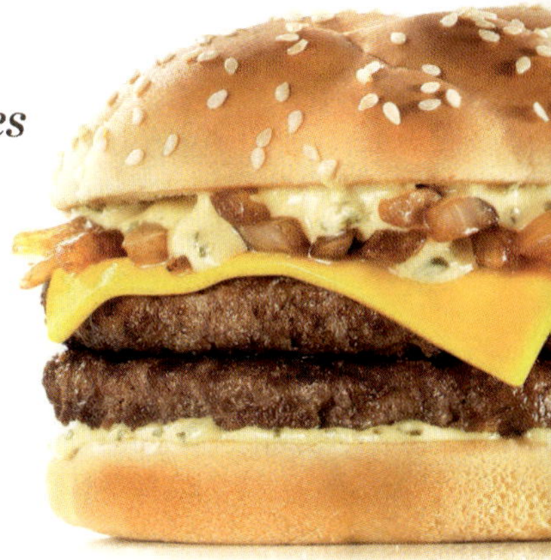

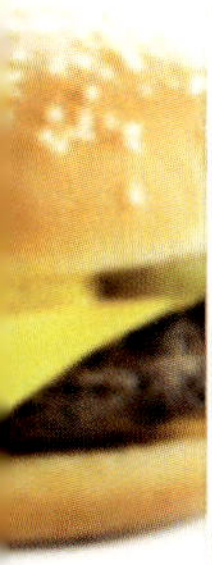

McFruit pequeno maracujá	181.............[Kcal]
McFruit médio laranja	302.........[Kcal]
McShake pequeno morango	282...........[Kcal]
McShake médio morango	463..........[Kcal]
McShake pequeno chocolate	283..........[Kcal]
McShake médio chocolate	465..........[Kcal]
McShake médio baunilha	282...........[Kcal]
Molho barbecue	31...............[Kcal]
Molho caipira	42..............[Kcal]
Molho mostarda	40.............[Kcal]
Molho agridoce	31...............[Kcal]
Quarteirão com queijo	530.........[Kcal]
Sorvete de casquinha baunilha	284...........[Kcal]
Sundae caramelo	293..........[Kcal]
Sundae morango	273...........[Kcal]
Sundae chocolate	302.........[Kcal]
Torta de banana	228...........[Kcal]
Torta de maçã	237...........[Kcal]

... Aves

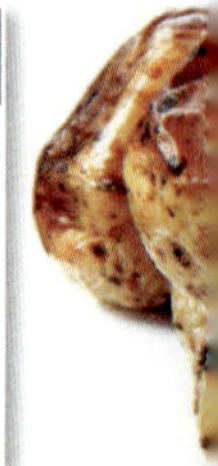

Alimento	Calorias
1 caldo de galinha em tablete	20..........[Kcal]
1 fatia fina de chester assado	41..........[Kcal]
1 almôndega de frango	54..........[Kcal]
1 almôndega de peru	46..........[Kcal]
1 porção de moela de galinha	78..........[Kcal]
1 colher [sopa] de fígado de galinha	35..........[Kcal]
1 coxa de frango assada com pele	99..........[Kcal]
1 coxa de frango sem pele	77..........[Kcal]
1 espeto de coração de frango assado	104..........[Kcal]
1 espeto de frango assado	80..........[Kcal]
1 filé de frango à milanesa	435..........[Kcal]
1 filé de frango à parmegiana	335..........[Kcal]
1 filé de frango grelhado	199..........[Kcal]

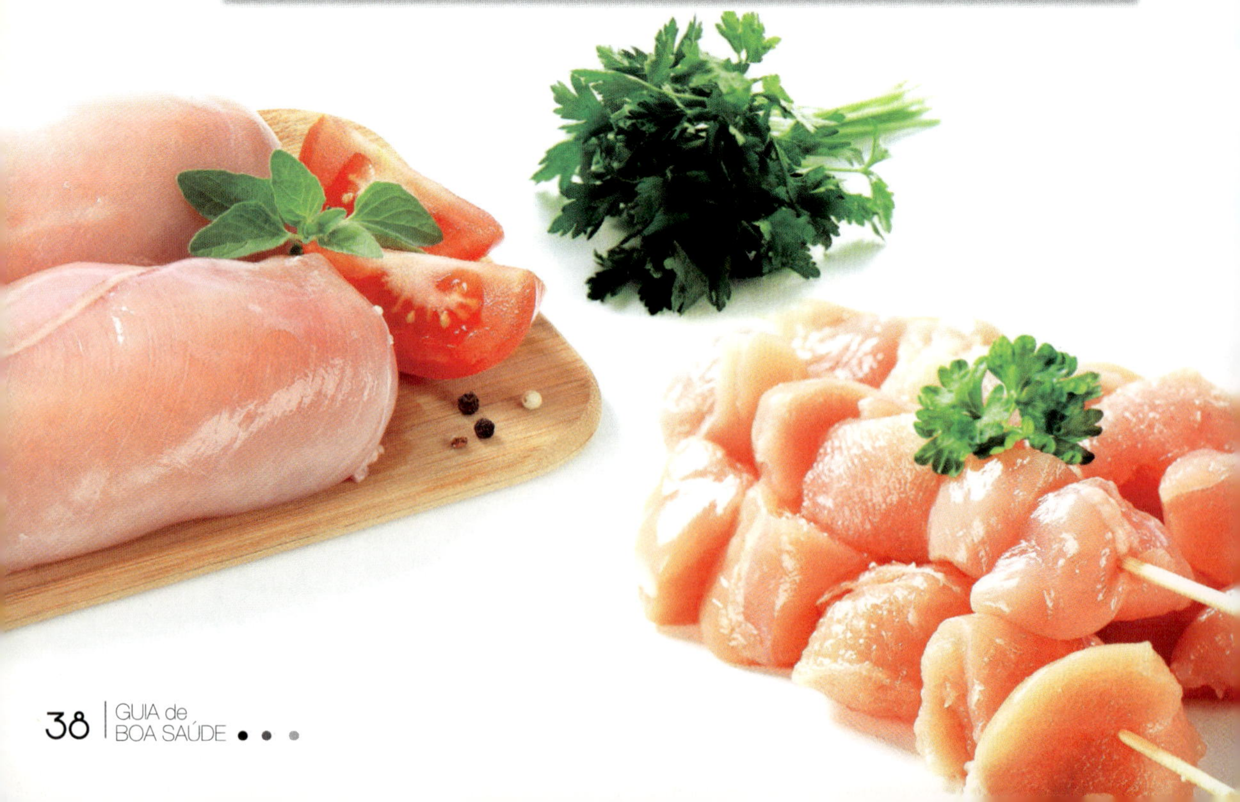

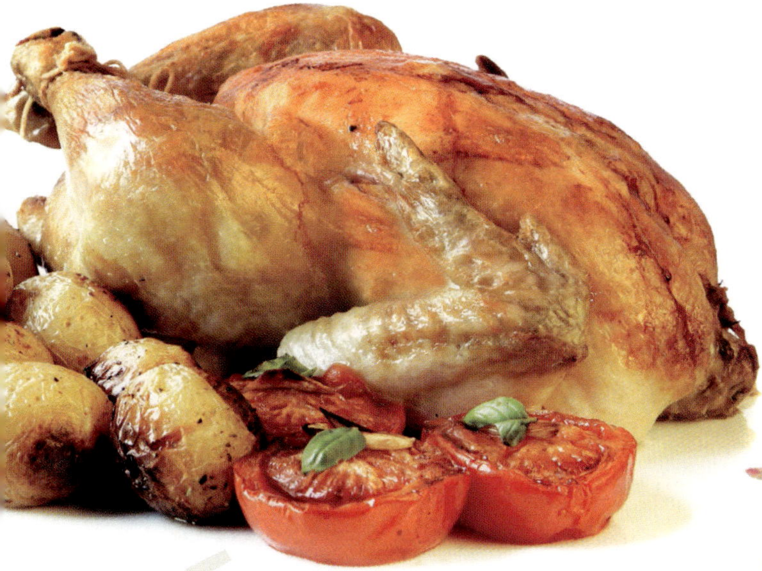

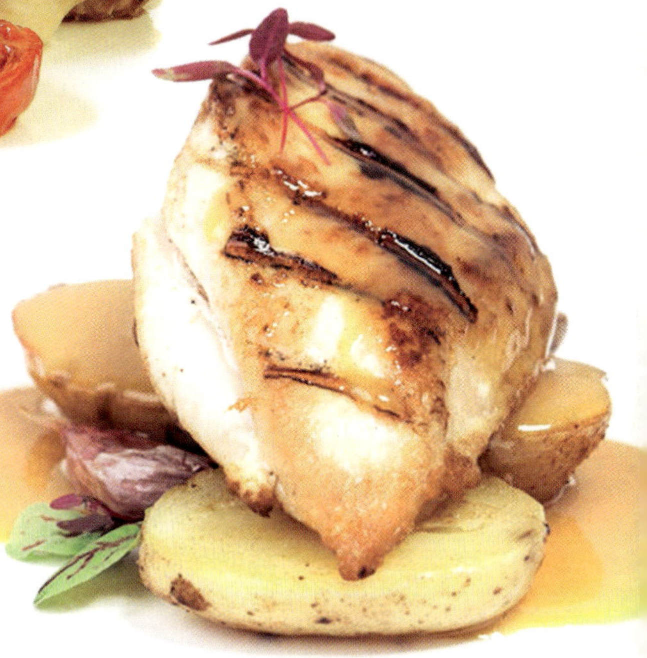

Melhore sua nutrição substituindo frituras com gorduras prejudiciais ao organismo pelos grelhados, que somam vantagens à sua dieta.

1 peito de frango ensopado	229...........[Kcal]
1 hambúrguer de frango grelhado	164 ....[Kcal]
1 hambúrguer de peru grelhado	166...........[Kcal]
1 moela de galinha	29 ....[Kcal]
5 nuggets de frango	326 ....[Kcal]
1 fatia de peru assado	52.............[Kcal]
1 sobrecoxa de frango assada com pele	169...........[Kcal]
1 sobrecoxa de frango assada sem pele	151 ....[Kcal]
1 antecoxa de frango assada	120 ....[Kcal]
2 pescoços de frango	185...........[Kcal]

...Pratos Caseiros

Alimento	Calorias
1 acarajé	289..........[Kcal]
2 colheres [sopa] de arroz e feijão	75..............[Kcal]
1 colher [sopa] de arroz de carreteiro	56..............[Kcal]
1 colher [sopa] de arroz com lentilha	32..............[Kcal]
1 prato raso de batata sauté	68..............[Kcal]
1 prato raso de bobó de camarão	369..........[Kcal]
1 colher [sopa] de chuchu ao molho branco	28..............[Kcal]
1 couve-flor à milanesa	137............[Kcal]
1 colher [sopa] de creme de espinafre	47..............[Kcal]
1 colher [sopa] de creme de milho	35..............[Kcal]
1 pedaço de cuscuz de milho	257..........[Kcal]
1 fatia de cuscuz de tapioca	298..........[Kcal]
1 colher [sopa] de dobradinha	39..............[Kcal]
1 colher [sopa] de estrogonofe de carne	43..............[Kcal]
1 bife à parmegiana	485..........[Kcal]
1 bife de carne de panela	230..........[Kcal]
1 colher [sopa] de creme de milho com leite e maisena	72..............[Kcal]
1 concha de estrogonofe	332..........[Kcal]
1 colher [sopa] de farofa	169..........[Kcal]
1 rolinho primavera	111..............[Kcal]
1 colher [sopa] de estrogonofe de frango	49..............[Kcal]
1 colher [sopa] de risoto caseiro	52..............[Kcal]
1 fatia de torta de camarão	310..........[Kcal]
1 concha de vatapá	227..........[Kcal]
1 colher [sopa] de tabule	52..............[Kcal]

1 porção de sashimi com atum namorado, linguado e nabo	363........[Kcal]
1 porção de leitão à pururuca	966........[Kcal]
1 porção de suflê de camarão	169........[Kcal]
1 porção de suflê de cenoura	169........[Kcal]
1 porção de suflê de espinafre	121........[Kcal]
1 porção de tutu com picadinho e couve	232........[Kcal]
1 porção de fondue de queijo	661........[Kcal]
1 concha de feijoada	347........[Kcal]
1 colher [sopa] de pirão	36........[Kcal]
1 concha de moqueca de peixe	325........[Kcal]
1 colher [sopa] de purê de batata	56........[Kcal]
1 colher [sopa] de quibebe	36........[Kcal]
1 porção de frango xadrez	180........[Kcal]

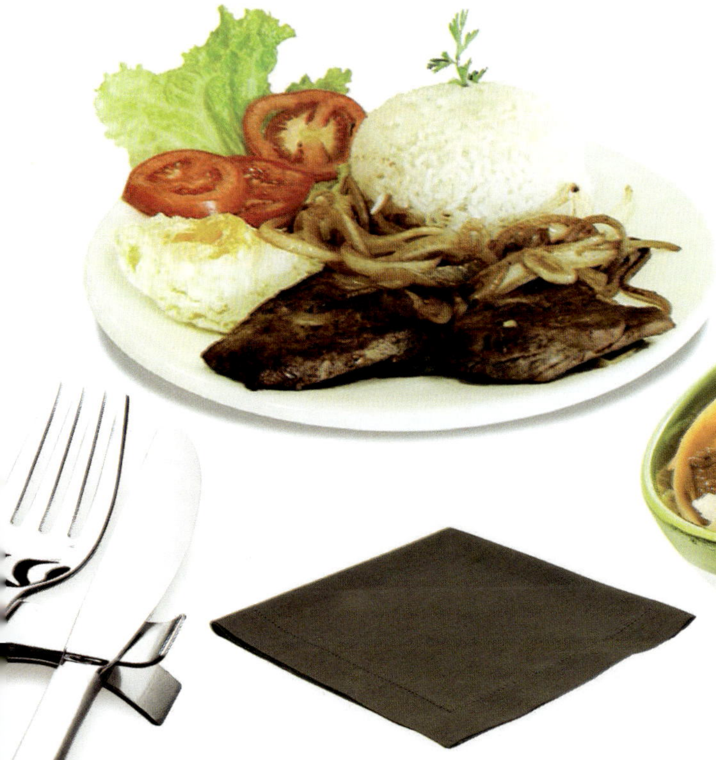

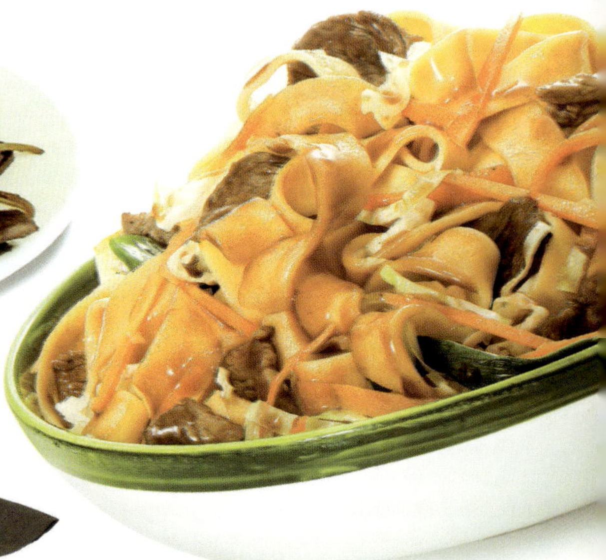

1 pedaço de rabada	187............[Kcal]
1 colher [sopa] de risoto de frango	45..............[Kcal]
1 colher [sopa] de salada de batata com maionese	58..............[Kcal]
1 panqueca de carne	70..............[Kcal]
1 porção de suflê de chuchu	156............[Kcal]
1 colher [sopa] de salada waldorf	35..............[Kcal]
1 panqueca	60..............[Kcal]
1 pimentão assado com carne	298............[Kcal]
1 porção de rabada	389............[Kcal]
1 colher [sopa] de salpicão de frango	47..............[Kcal]
1 pedaço de suflê de queijo	103............[Kcal]
1 colher [sopa] de tutu de feijão	40..............[Kcal]
1 colher [sopa] de nhoque à bolonhesa	200............[Kcal]
1 panqueca de carne	229............[Kcal]
1 prato raso de pasta com champignon e ervas	318............[Kcal]

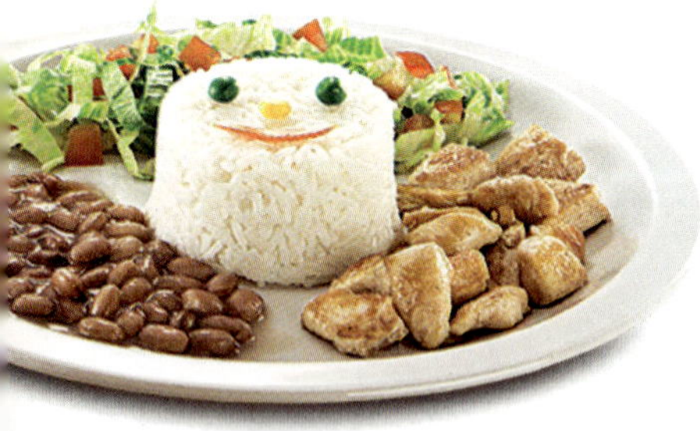

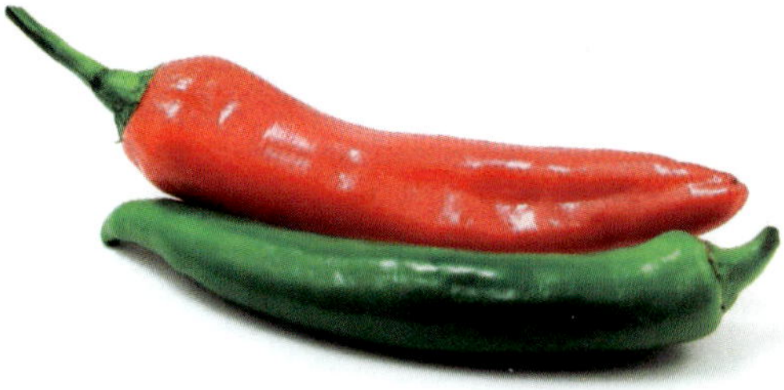

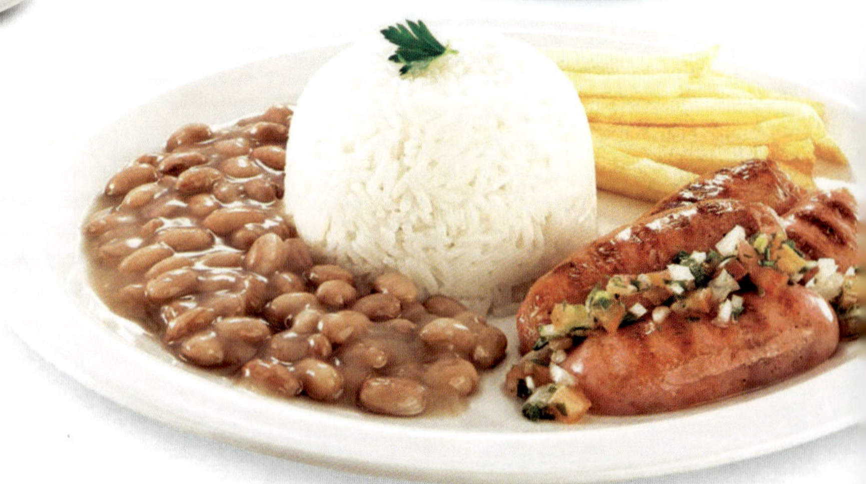

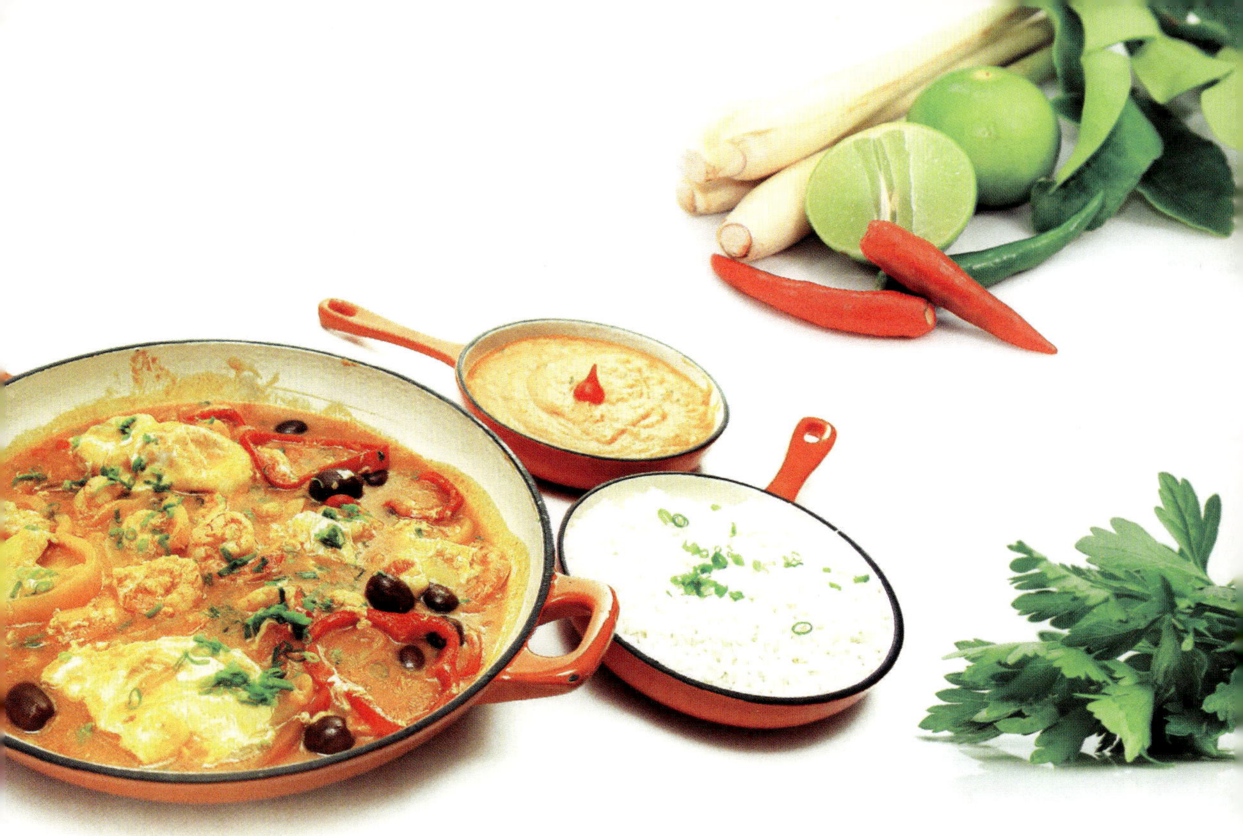

1 prato raso de pasta com molho de tomate e bacon	339..........[Kcal]
1 prato raso de penne ao funghi	306..........[Kcal]
1 quiche de alho-poró	329..........[Kcal]
1 quiche de frango	336..........[Kcal]
1 quiche de queijo	357..........[Kcal]
1 quiche de queijo e bacon	357..........[Kcal]
1 colher [sopa] de ravióli de carne com molho de tomate	156..........[Kcal]
1 colher [sopa] de ravióli de queijo com molho branco	174..........[Kcal]
1 fatia de torta de frango com catupiry	399..........[Kcal]
1 fatia de torta de palmito	392..........[Kcal]
1 fatia de torta de palmito com catupiry com massa de iogurte	317..........[Kcal]
1 fatia de torta de peito de peru	414..........[Kcal]
1 torta de presunto e queijo	319..........[Kcal]

...Pães

Alimento	Calorias
1 bisnaguinha da marca Seven Boys	59............[Kcal]
1 ciabatta	247..........[Kcal]
1 croissant de queijo	328..........[Kcal]
1 croissant simples	276..........[Kcal]
1 pão alemão da marca Wickbold	125..........[Kcal]
1 fatia de pão com canela e passas	71.............[Kcal]
1 pão de alho na brasa	187..........[Kcal]
1 pão de batata com catupiry	190..........[Kcal]
1 pão de batata simples	137..........[Kcal]
1 fatia de pão de centeio	61.............[Kcal]
1 fatia de pão de coco	159..........[Kcal]
1 fatia de pão de forma	62.............[Kcal]
1 fatia de pão de forma integral linhaça	61.............[Kcal]
1 fatia de pão de forma light	36.............[Kcal]

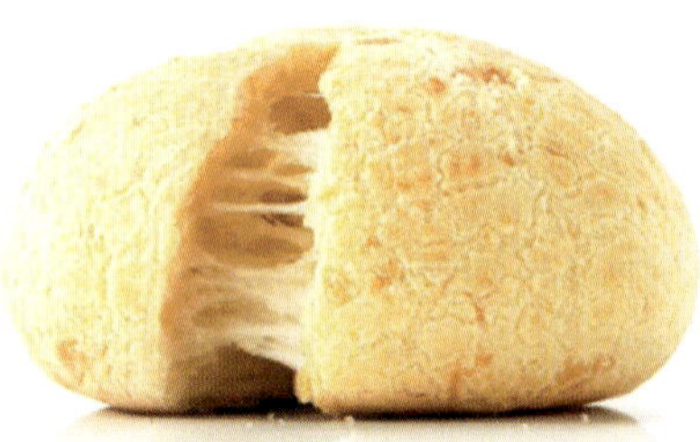

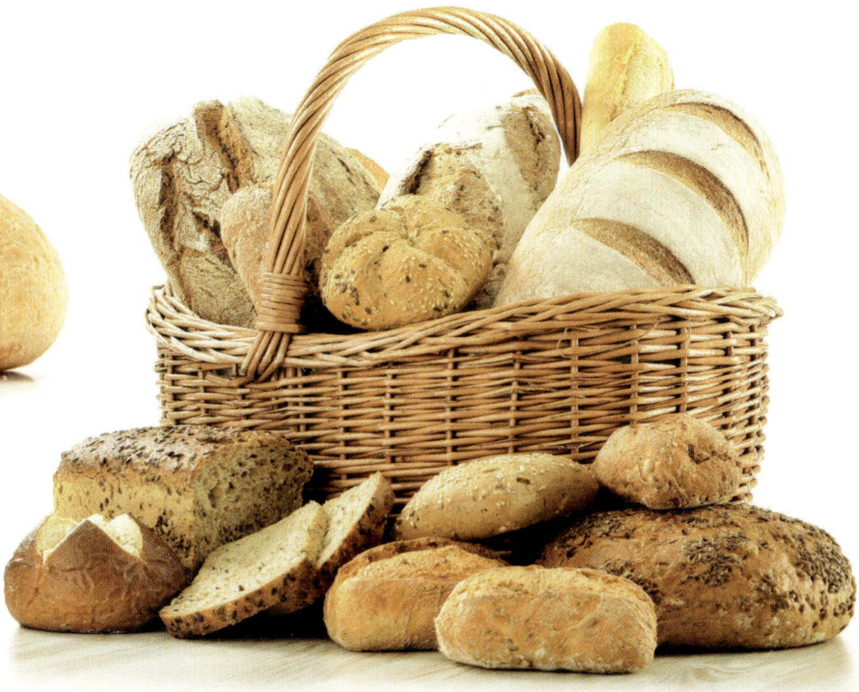

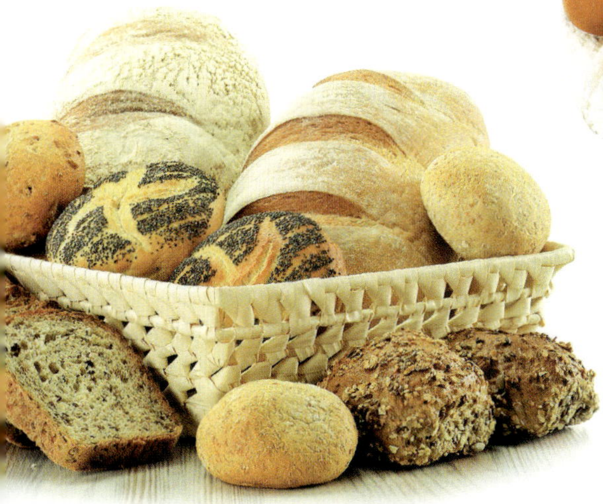

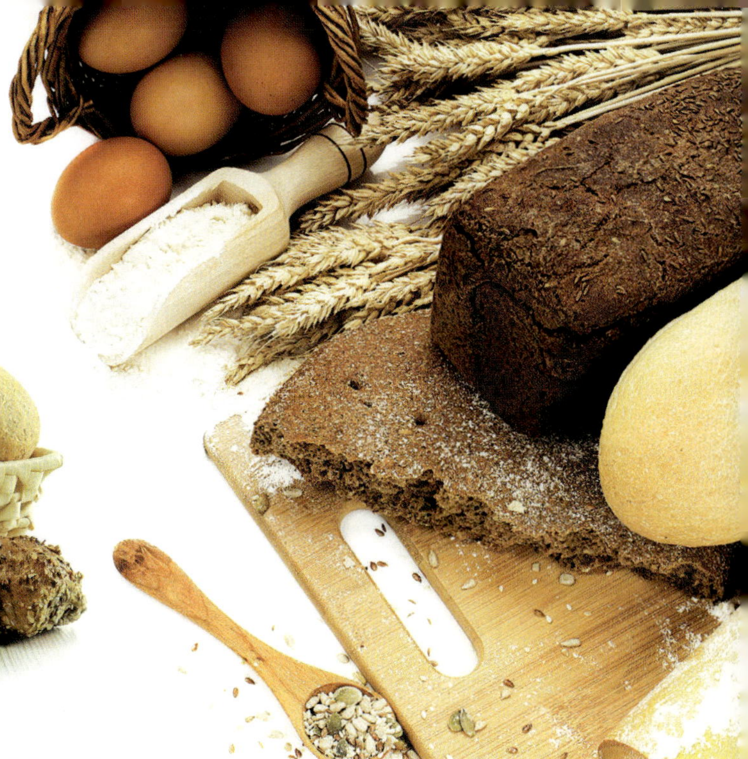

1 fatia de pão de forma sem casca	43..............(Kcal)
1 pão de hambúrguer	177 ....(Kcal)
1 pão de hambúrguer com gergelim	188............(Kcal)
1 pão de hot dog	133............(Kcal)
1 fatia de pão de milho	120 ....(Kcal)
1 pão de queijo	71...............(Kcal)
1 pão de queijo light	30 ....(Kcal)
1 pão de queijo recheado com requeijão	74 ....(Kcal)
1 fatia de pão de soja light	49..............(Kcal)
1 pão francês	135............(Kcal)
1 pão francês integral	135............(Kcal)
1 pão francês sem miolo	75...............(Kcal)
1 fatia de pão integral sem casca light	29 ....(Kcal)
1 fatia de pão italiano	137 ....(Kcal)
1 fatia de pão preto	70.............(Kcal)
1 pão sírio	180...........(Kcal)
1 fatia de pão sovado	156............(Kcal)
1 pão sueco	100..........(Kcal)

... Sopa

Alimento	Calorias
1 prato fundo [sopa] de caldo verde	368..........[Kcal]
1 prato fundo [sopa] de canja de galinha	216..........[Kcal]
1 prato fundo [sopa] de legumes	214..........[Kcal]
1 prato fundo [sopa] de feijão-branco	289..........[Kcal]
1 prato fundo [sopa] de tomate	164..........[Kcal]
1 prato fundo [sopa] de macarrão	304..........[Kcal]
1 prato fundo [sopa] de feijão	298..........[Kcal]
1 prato fundo [sopa] de ervilha	228..........[Kcal]
1 prato fundo [sopa] de creme de cebola	134..........[Kcal]
1 prato fundo [sopa] de creme de espinafre	238..........[Kcal]
1 prato fundo [sopa] de creme de ervilhas	316..........[Kcal]
1 prato fundo [sopa] de consomê	30..........[Kcal]
1 prato fundo [sopa] de cogumelos	321..........[Kcal]
1 prato fundo [sopa] de minestrone	256..........[Kcal]
1 prato fundo [sopa] de aspargo	132..........[Kcal]
1 prato fundo [sopa] de creme de camarão	132..........[Kcal]

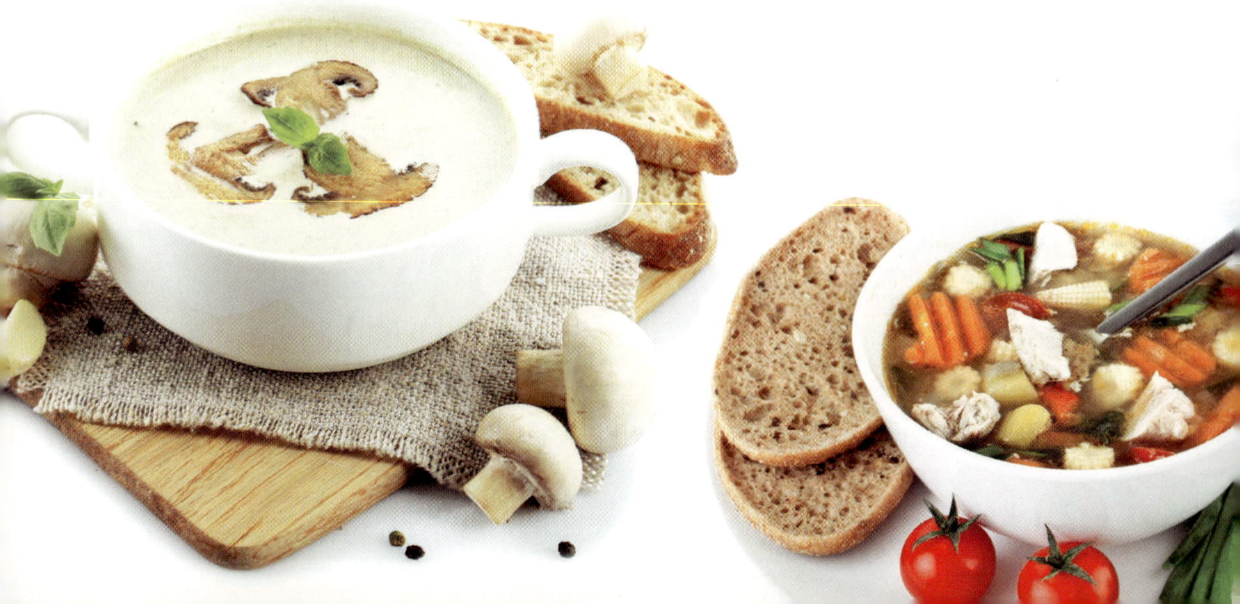

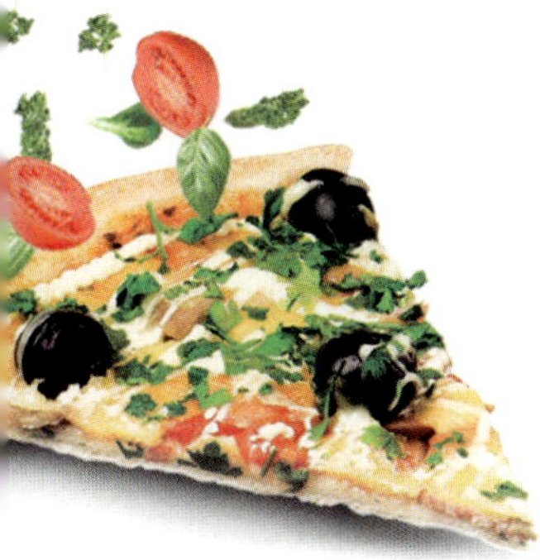

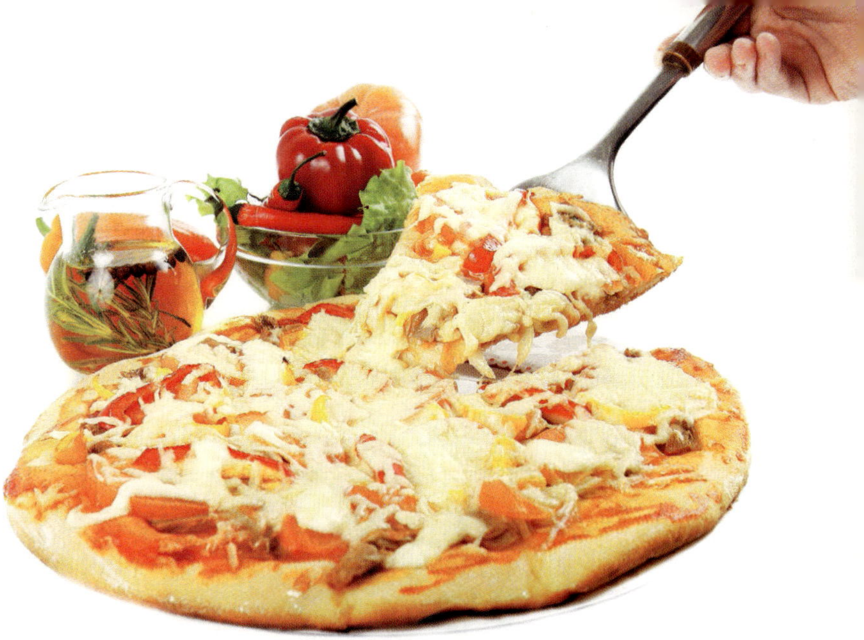

... Pizzas

Alimento	Calorias
1 fatia de atum com cebola	205 ....[Kcal]
1 fatia de calabresa com cebola	319............[Kcal]
1 fatia de califórnia: muçarela, presunto, abacaxi, pêssego, figo e ameixa em calda	308.........[Kcal]
1 fatia de champignon com muçarela	253 ....[Kcal]
1 fatia de escarola, palmito e muçarela	242...........[Kcal]
1 fatia de frango com catupiry	354 ....[Kcal]
1 fatia de lombo canadense, cebola e azeitonas	310...........[Kcal]
1 fatia de marguerita	342...........[Kcal]
1 fatia de muçarela	360.........[Kcal]
1 fatia de muçarela com bacon	463 ....[Kcal]
1 fatia de muçarela de búfala, tomate seco e rúcula	280 ....[Kcal]
1 fatia de palmito com muçarela	274 ....[Kcal]
1 fatia de peito de peru com catupiry	271 ....[Kcal]
1 fatia de portuguesa	316............[Kcal]
1 fatia de 4 queijos: muçarela, catupiry, provolone e gorgonzola	382 ....[Kcal]
1 fatia de salmão defumado, muçarela e tomate	318............[Kcal]

... Bebidas Não Alcoólicas

Alimento	Calorias
1 xícara de café com açúcar	26.............[Kcal]
1 xícara de café com adoçante	2.................[Kcal]
1 xícara de café com leite integral	45.............[Kcal]
1 xícara de café com leite integral e açúcar	69.............[Kcal]
1 xícara de café com leite desnatado	28.............[Kcal]
1 xícara de café com leite desnatado e açúcar	52.............[Kcal]
1 xícara de café sem açúcar	2.................[Kcal]
1 copo de café mocha com leite integral e chantili de 300 ml	360.........[Kcal]
1 copo de café mocha com leite desnatado de 300 ml	220.........[Kcal]
1 xícara [chá] de cappuccino tradicional puro	65.............[Kcal]
1 xícara [chá] de cappuccino tradicional com açúcar	89.............[Kcal]
1 xícara [chá] de cappuccino com leite desnatado e adoçante	48.............[Kcal]
1 xícara [chá] de cappuccino com canela pequeno	52.............[Kcal]
1 xícara [chá] de cappuccino com canela grande	95.............[Kcal]
1 xícara [chá] de cappuccino chocolate pequeno	129...........[Kcal]
1 xícara [chá] de cappuccino chocolate grande	251...........[Kcal]
1 copo de caldo de cana de 200 ml	138...........[Kcal]
1 copo de chá branco de 200 ml	74.............[Kcal]
1 copo de chá-mate natural de 200 ml	100.........[Kcal]
1 copo de suco de abacaxi natural de 200 ml	36.............[Kcal]
1 copo de suco de acerola natural de 200 ml	116...........[Kcal]
1 copo de suco de laranja de 200 ml	86.............[Kcal]

Evite bebidas alcoólicas e açucaradas. Mantenha-se hidratado. Beba, diariamente, de dois a três litros de água, sucos naturais, chás ou água de coco.

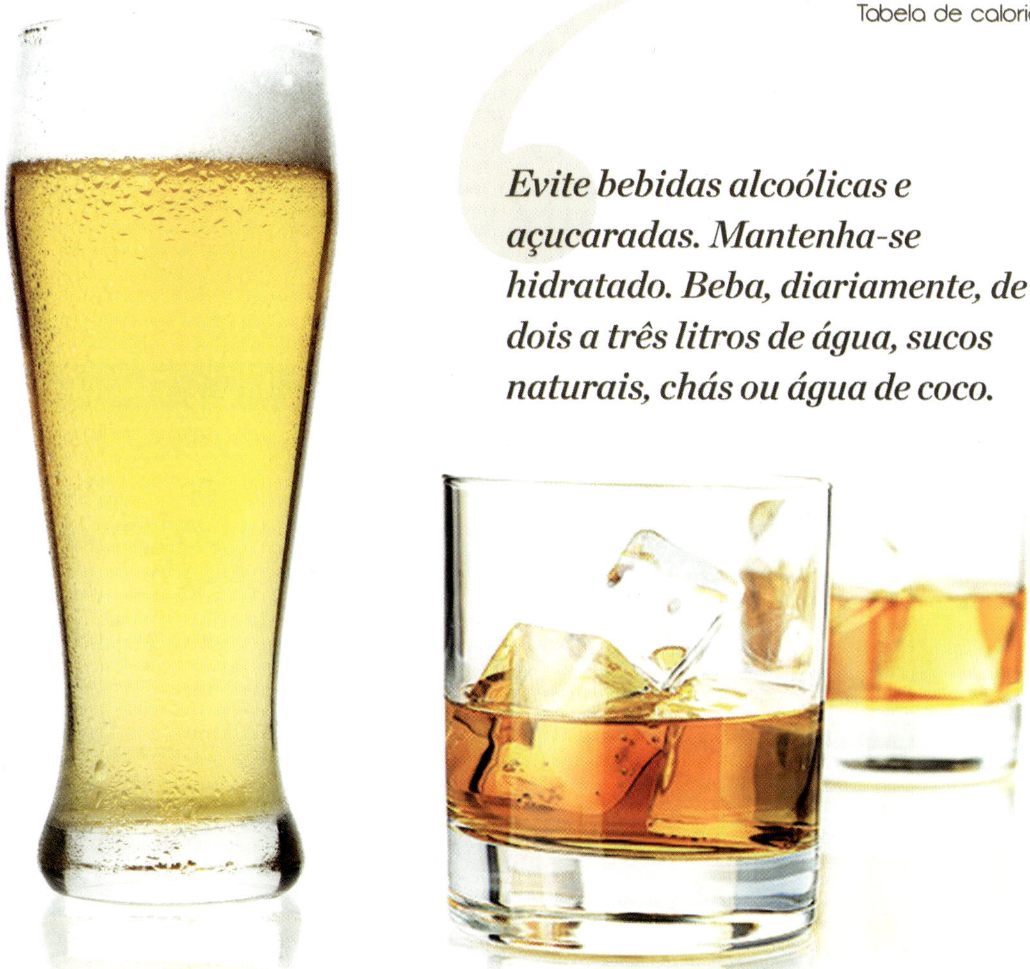

1 copo de suco de abacaxi de 200 ml	10..............[Kcal]
1 copo de suco de limão de 200 ml	86..............[Kcal]
1 copo de suco de manga de 200 ml	20..............[Kcal]
1 copo de suco de maracujá de 200 ml	60..............[Kcal]
1 copo de suco de melão de 200 ml	271............[Kcal]
1 copo de suco de milho verde de 200 ml	70..............[Kcal]
1 copo de suco de morango de 200 ml	77..............[Kcal]
1 copo de suco de pêssego natural de 200 ml	27..............[Kcal]
1 copo de suco de tomate natural de 200 ml	220............[Kcal]
1 copo de leite de cabra	120............[Kcal]
1 copo de leite de soja	253 ....[Kcal]

Alimentos Industrializados

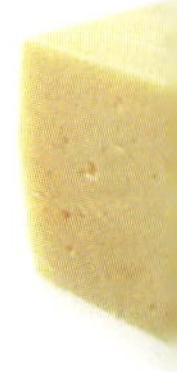

... Queijos

Alimento	Calorias
1 fatia de brie	110............[Kcal]
2 colheres [sopa] de cottage	55............[Kcal]
1 colher [sopa] de cream cheese	70............[Kcal]
1 colher [sopa] de cream cheese light Danúbio	38............[Kcal]
1 queijo camembert	136............[Kcal]
1 colher [sopa] de Catupiry	49............[Kcal]
1 fatia de muçarela	47............[Kcal]
1 queijo petit-suisse	45............[Kcal]
1 polenguinho	57............[Kcal]
1 fatia de queijo Palmira	114............[Kcal]

Como os outros queijos, o branco é rico em gorduras saturadas, que podem comprometer a saúde do coração. Escolha a versão light.

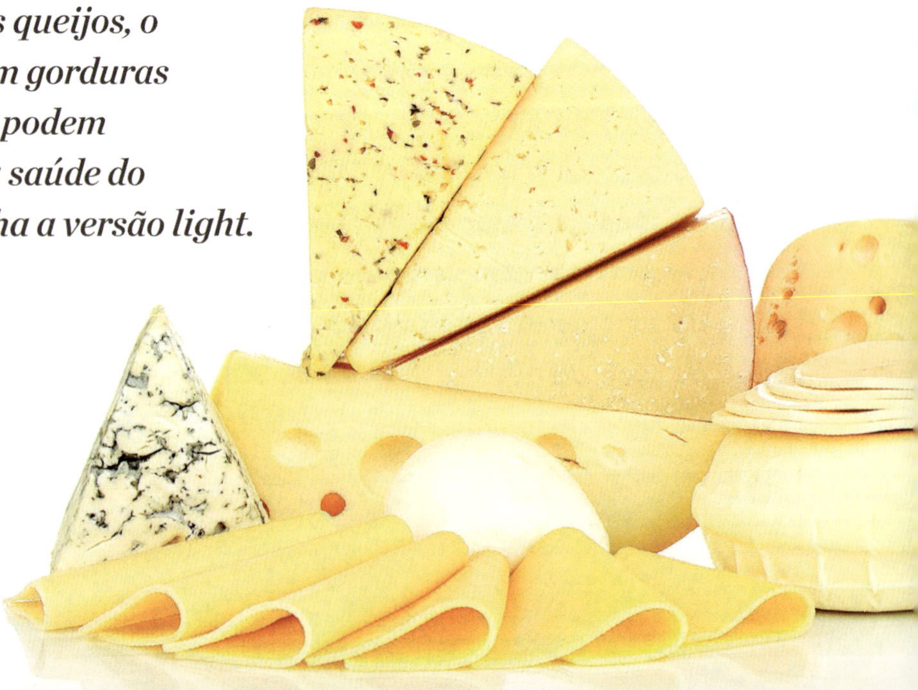

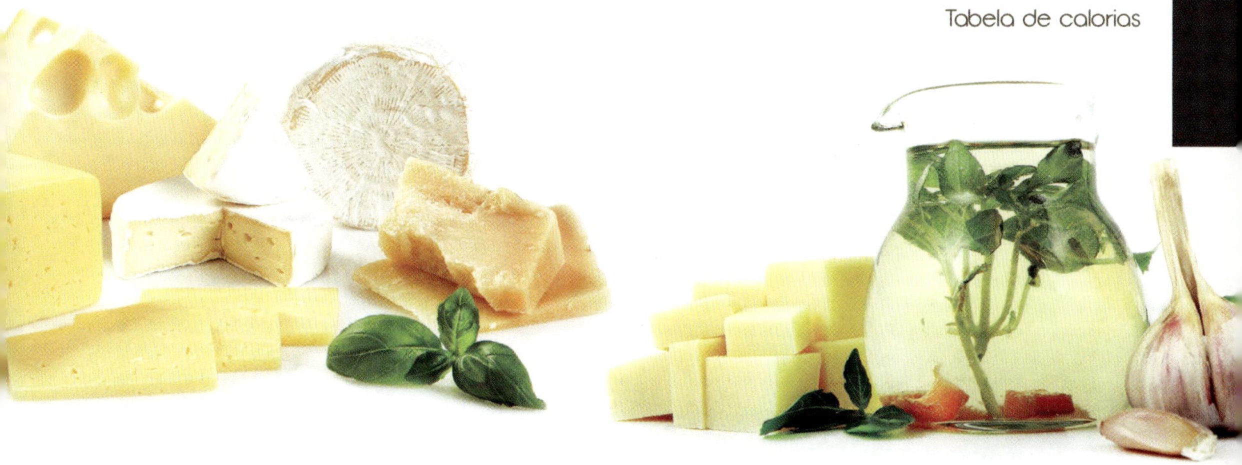

1 fatia de parmesão	121 [Kcal]
1 fatia de pecorino	128 [Kcal]
1 fatia de queijo prato	53 [Kcal]
1 fatia de provolone	51 [Kcal]
1 fatia de gouda luna	107 [Kcal]
1 porção de queijo gruyère francês	93 [Kcal]
1 fatia de cheddar americano	107 [Kcal]
1 fatia de queijo estepe	52 [Kcal]
1 fatia de queijo edam	92 [Kcal]
1 fatia de queijo ementhal	85 [Kcal]
1 porção de gorgonzola	119 [Kcal]
1 fatia de queijo de minas	112 [Kcal]
1 colher [sopa] de requeijão cremoso	54 [Kcal]
1 colher [sopa] de requeijão cremoso light	36 [Kcal]
1 porção de roquefort	100 [Kcal]
1 fatia de queijo de minas semicurado	90 [Kcal]
1 porção de queijo de soja [tofu]	68 [Kcal]
1 fatia de queijo do reino	155 [Kcal]
1 fatia de ricota de leite integral	54 [Kcal]
1 fatia de queijo suíço	121 [Kcal]

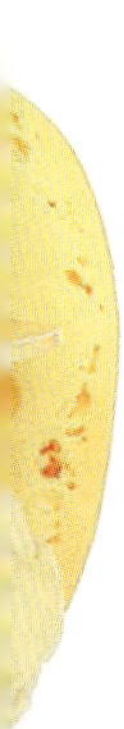

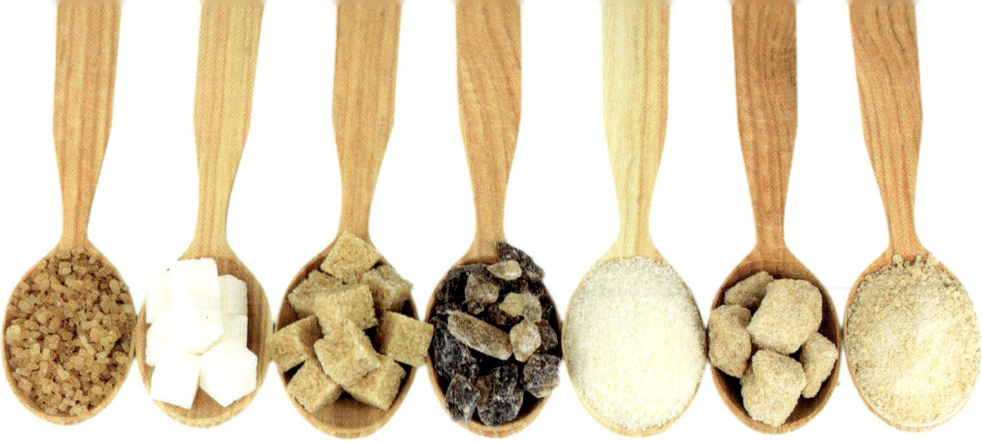

... Adoçantes e Condimentos

Alimento	Calorias
1 colher (chá) de açúcar branco refinado	40............(Kcal)
1 colher (chá) de açúcar mascavo	36............(Kcal)
1 colher (chá) de alcaparra sem azeitona	2...............(Kcal)
1 maço de cheiro-verde	4...............(Kcal)
1 colher (café) de curry	23............(Kcal)
1 colher (chá) de erva-doce	1...............(Kcal)
1/2 copo de leite de coco	132..........(Kcal)
1 colher (chá) de páprica	20............(Kcal)
1 colher (chá) de pimenta-do-reino	1...............(Kcal)
1 colher (chá) de sal branco refinado	0..............(Kcal)
1 colher (sopa) de vinagre	3...............(Kcal)

... Embutidos

Alimento	Calorias
1 fatia de apresuntado	114............(Kcal)
2 fatias de chester	36............(Kcal)
1 fatia de blanquet de peru	13.............(Kcal)
10 fatias de copa	137..........(Kcal)
1 fatia de lombo canadense	21.............(Kcal)
1 linguiça de calabresa	300.......(Kcal)
1 linguiça de peru defumada	148..........(Kcal)

1 linguiça toscana	25..............[Kcal]
1 linguiça de frango na brasa	146............[Kcal]
1 linguiça de porco na brasa	177 ....[Kcal]
2 fatias de lombinho	78..............[Kcal]
3 fatias de mortadela	120 ....[Kcal]
1 fatia de mortadela de frango	20.............[Kcal]
2 fatias de peito de peru	33 ....[Kcal]
1 fatia de presunto cru	54..............[Kcal]
2 fatias de presunto cozido com capa de gordura	62..............[Kcal]
2 fatias de presunto cozido sem capa de gordura	62..............[Kcal]
2 fatias de presunto parma	48 ....[Kcal]
1 salsicha	84 ....[Kcal]
1 salsicha de frango	146............[Kcal]
1 salsicha de chester	120 ....[Kcal]
1 salsicha light de chester	90 ....[Kcal]
1 fatia de salsichão	64..............[Kcal]
1 fatia de copa maturada	30 ....[Kcal]
1 fatia de lombo defumado	22..............[Kcal]
1 porção de morcela	29 ....[Kcal]
1 fatia de salame italiano	258 ....[Kcal]
1 fatia de salaminho	10..............[Kcal]

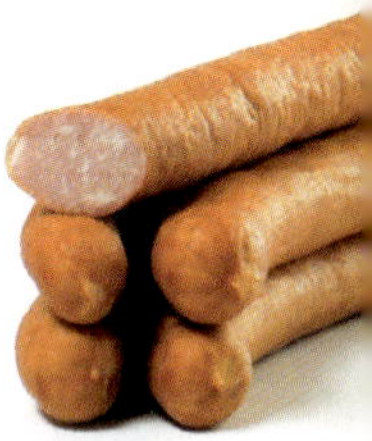

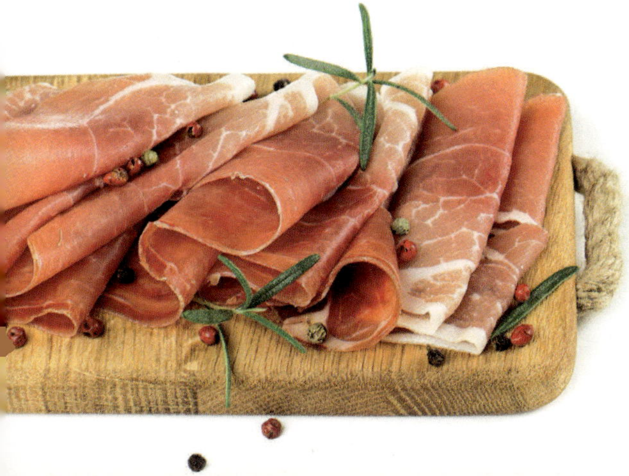

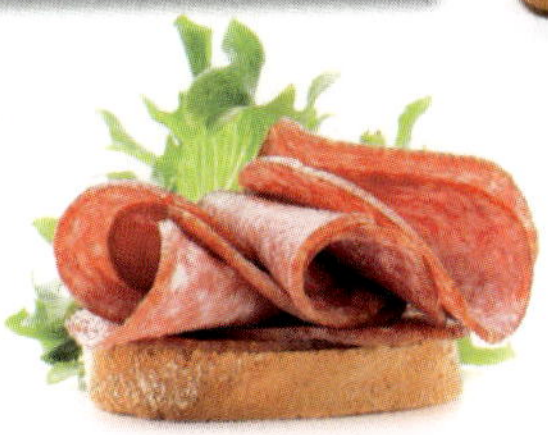

Mantenha uma dieta diária com menos sal e açúcar industrializado.

... Molhos

Alimento	Calorias
1 colher (sopa) de alichela	40............(Kcal)
1 colher (sopa) de barbecue	20............(Kcal)
1 colher (sopa) de catchup	11................(Kcal)
1 colher (sopa) de chutney de manga	31..............(Kcal)
1 colher (sopa) de maionese da marca Hellmann's	48 ....(Kcal)
1 colher (sopa) de maionese 0% colesterol	16..............(Kcal)
1 colher (sopa) de maionese de leite da marca Hellmann's	27 ....(Kcal)
1 colher de maionese light da marca Hellmann's	40............(Kcal)
1 colher (sopa) de molho agridoce	20...........(Kcal)
1 colher (chá) de molho de alho	15..............(Kcal)

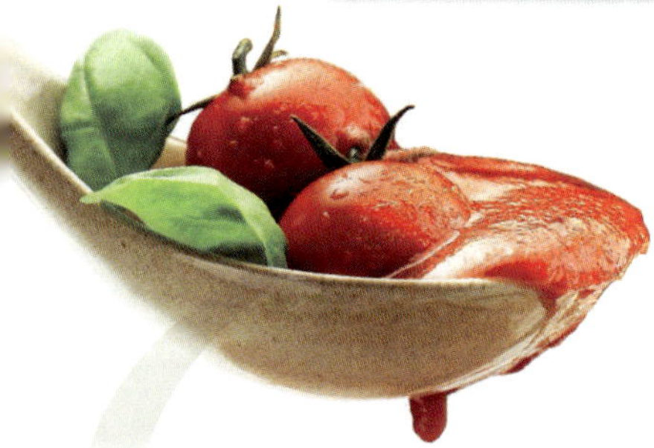

Um molho 'magro' para salada pode ser feito com suco de limão e ervas.

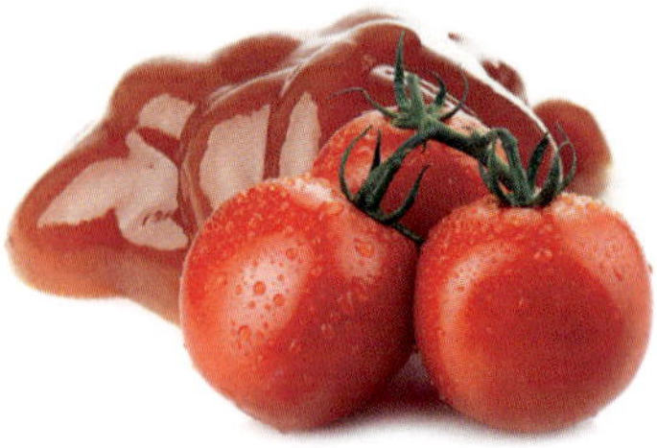

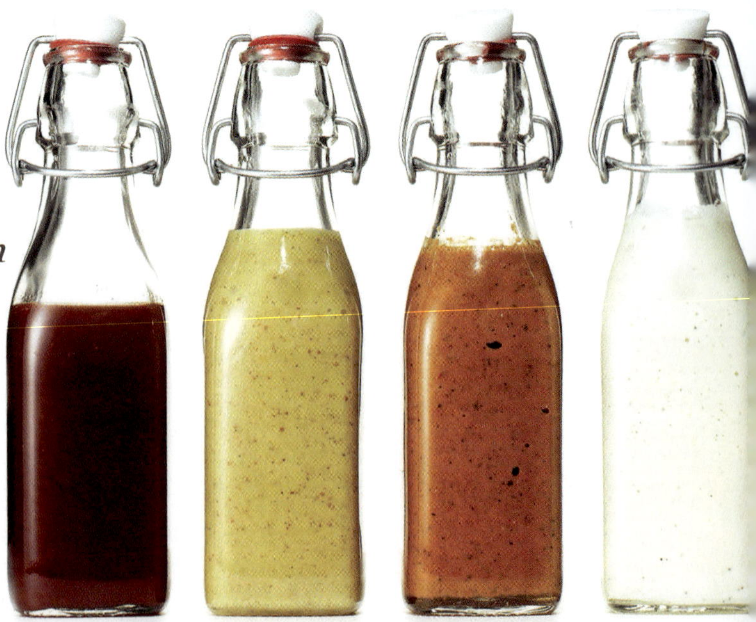

1 colher (chá) de molho de gergelim	5..............(Kcal)
1 colher (sopa) de molho de iogurte para salada	20............(Kcal)
1 colher (sopa) de molho de mostarda para salada	15..............(Kcal)
1 colher (sopa) de molho de parmesão para salada	80............(Kcal)
1 colher (chá) de molho de pimenta	0..............(Kcal)
1 colher (sopa) de molho de soja (shoyo)	5..............(Kcal)
1 colher (sopa) de molho de soja light (shoyo)	0..............(Kcal)
1 colher (sopa) de molho inglês	5..............(Kcal)
1 colher (sopa) de molho para carpaccio	10............(Kcal)
1 colher (sopa) de molho rosé	46............(Kcal)
1 colher (sopa) de molho tártaro	64............(Kcal)
1 colher (sopa) de mostarda	10............(Kcal)
2 colheres (sopa) de sardela	28............(Kcal)
1 colher (sobremesa) de creme de gergelim	89............(Kcal)
1 colher (sopa) de vinagrete	35............(Kcal)

...Iogurtes e Leites

Alimento	Calorias
1 colher (sopa) de coalhada	52............(Kcal)
1 pote de Batavo com mel	210..........(Kcal)
1 pote de Danette	75............(Kcal)
1 pote de Danoninho morango	71..............(Kcal)
1 pote de Dan'up	170..........(Kcal)
1 copo de iogurte batido com açúcar e mel	180..........(Kcal)
1 copo de achocolatado	194..........(Kcal)
1 copo de iogurte desnatado light da marca Batavo	88............(Kcal)
2 colheres (sopa) de leite em pó desnatado	73............(Kcal)

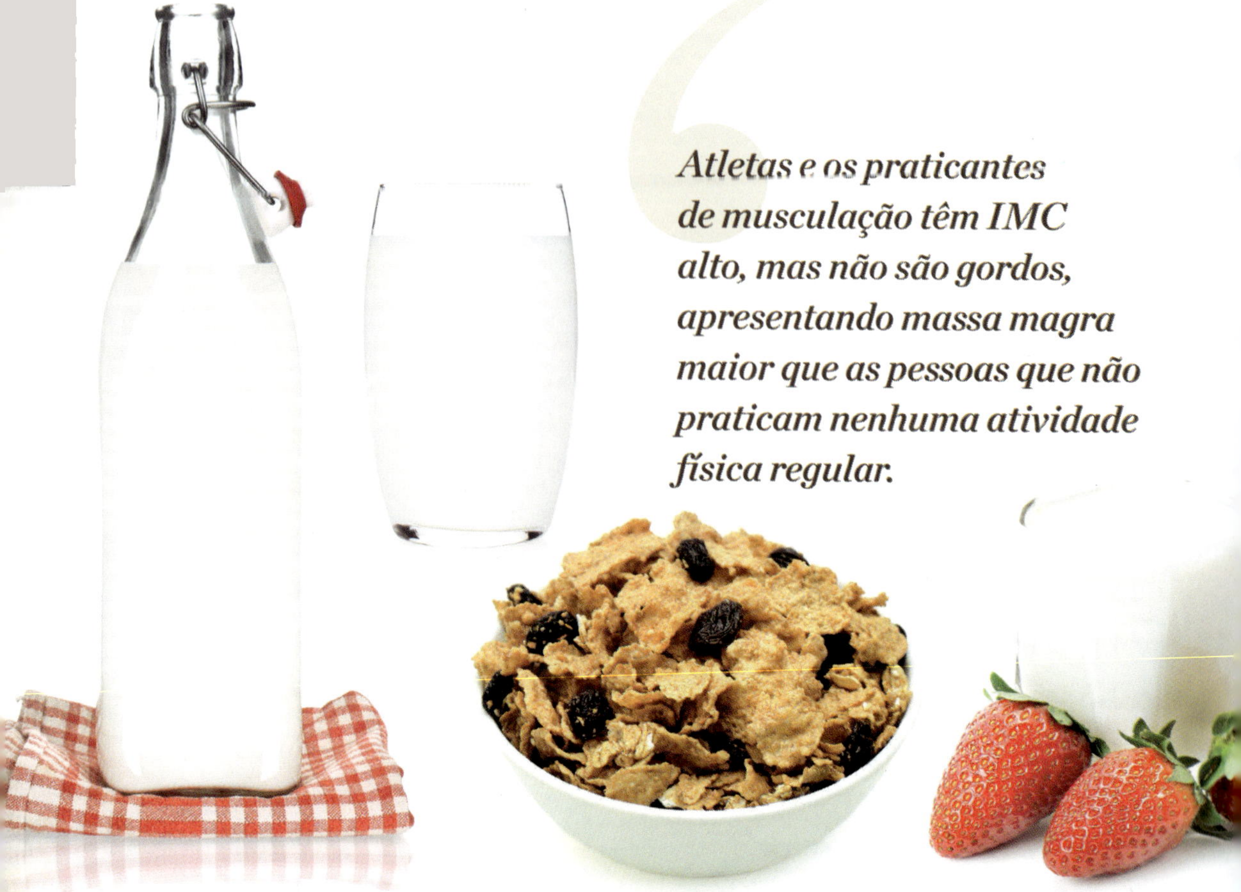

Atletas e os praticantes de musculação têm IMC alto, mas não são gordos, apresentando massa magra maior que as pessoas que não praticam nenhuma atividade física regular.

1 colher (sopa) de leite em pó	99............(Kcal)
1 colher (sopa) de creme de leite	204..........(Kcal)
1 pote de iogurte natural batido da marca Vigor	176 ....(Kcal)
1 copo de leite integral	150...........(Kcal)
1 copo de leite longa vida com ferro	146............(Kcal)
1 copo de leite semidesnatado	115 ....(Kcal)
1 pote de iogurte natural batido light da marca Vigor	78.............(Kcal)
1 pote de iogurte natural da marca Paulista	89............(Kcal)
1 pote de iogurte natural light da marca Paulista	57 ....(Kcal)
1 pote de Neston com cereal e frutas	202..........(Kcal)
1 pote de Parmalat natural desnatado	88.............(Kcal)
1 pote de 400 gramas de shake de morango da marca Nestlé	276...........(Kcal)

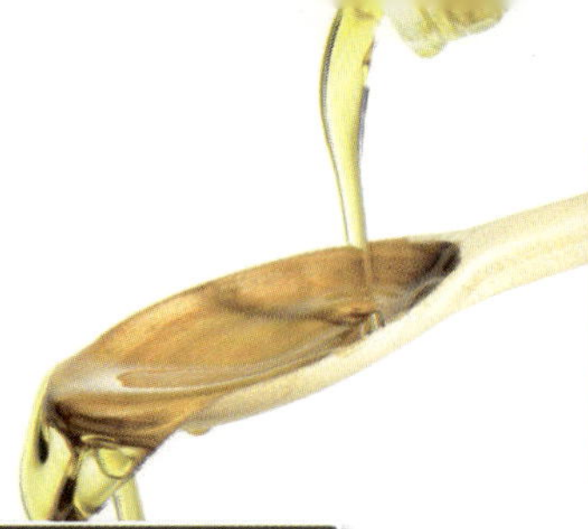

... Gorduras e Óleos

Alimento	Calorias
1 colher [sopa] de azeite de dendê	89..........[Kcal]
1 colher [sopa] de óleo de algodão	90..........[Kcal]
1 colher [sopa] de óleo de amendoim	90..........[Kcal]
1 colher [sopa] de óleo de canola	90..........[Kcal]
1 colher [sopa] de óleo de fígado de bacalhau	130..........[Kcal]
1 colher [sopa] de óleo de gergelim	90..........[Kcal]
1 colher [sopa] de óleo de girassol	90..........[Kcal]
1 colher [sopa] de óleo de milho	90..........[Kcal]
1 colher [sopa] de óleo de peixe	90..........[Kcal]
1 colher [sopa] de óleo de soja	90..........[Kcal]
1 colher [sopa] de azeite de oliva	90..........[Kcal]
1 colher [sopa] de banha de galinha	126..........[Kcal]
1 colher [sopa] de banha de porco industrializada	180..........[Kcal]
1 colher [sopa] de gordura vegetal hidrogenada	180..........[Kcal]
1 colher de manteiga com sal	77..........[Kcal]
1 colher [chá] de margarina	74..........[Kcal]

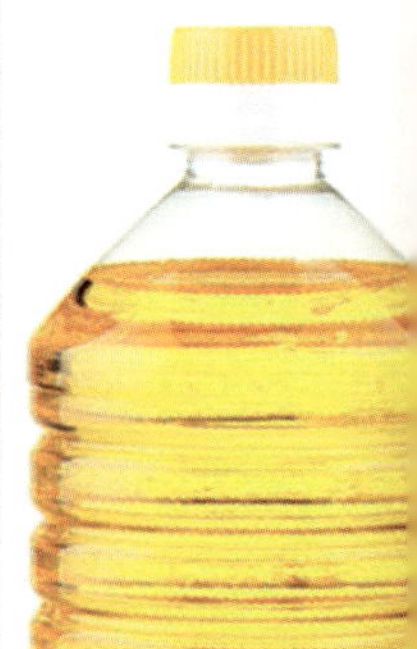

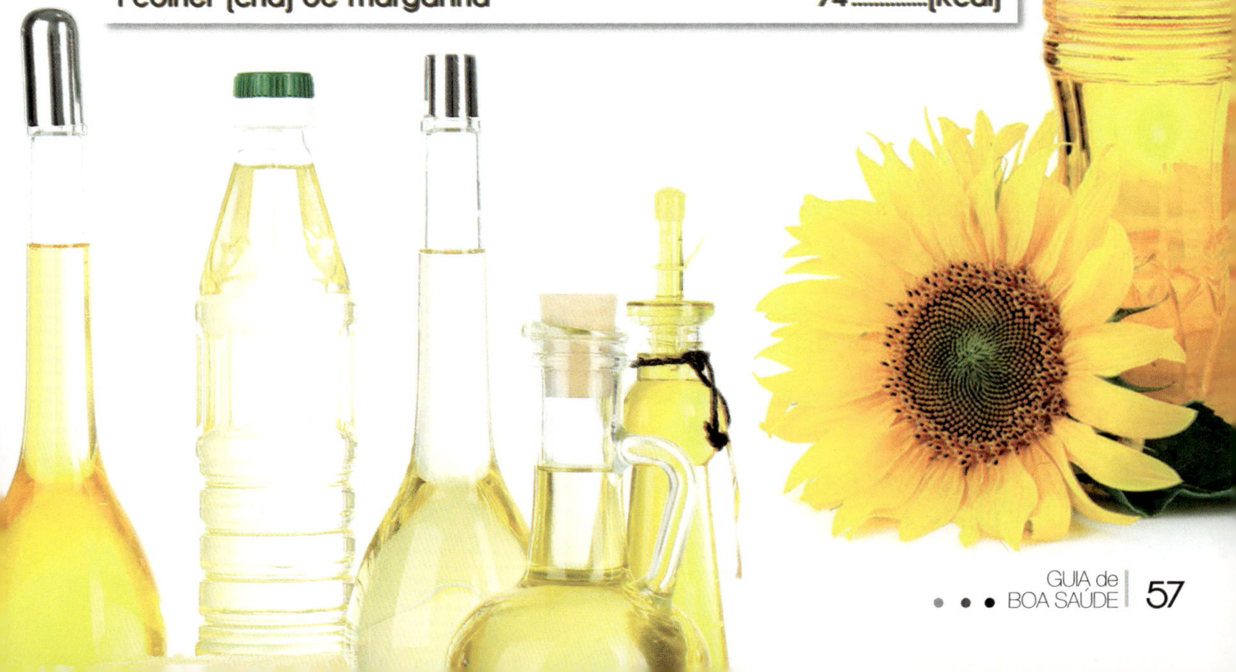

... Bebidas Não Alcoólicas

Alimento	Calorias
1 lata de água tônica de 350 ml	105..........[Kcal]
1 lata de água tônica diet de 350 ml	0..............[Kcal]
1 copo de água de coco de 200 ml	45............[Kcal]
1 copo de bebida à base de soja sabor abacaxi de 200 ml	78............[Kcal]
1 copo de bebida à base de soja sabor maçã de 200 ml	71............[Kcal]
1 copo de bebida à base de soja sabor maçã light de 200 ml	43............[Kcal]
1 lata de bebida energética da marca Red Bull de 250 ml	110..........[Kcal]
1 lata de bebida energética Red Bull sugar free de 250 ml	10............[Kcal]
1 copo de chá-mate natural diet de 200 ml	5..............[Kcal]
1 lata de chá preto com limão de 340 ml	122..........[Kcal]
1 lata de chá preto com limão light de 340 ml	0..............[Kcal]
1 lata de chá preto sabor pêssego de 340 ml	118..........[Kcal]
1 copo de chá verde sabor laranja com gengibre de 200 ml	0..............[Kcal]
1 copo de isotônico sabor açaí-guaraná Gatorade de 200 ml	48 ....[Kcal]
1 copo de refresco em pó sabor manga de 200 ml	26 ....[Kcal]
1 copo de refresco em pó sabor uva de 200 ml	26 ....[Kcal]
1 copo de refresco em pó sabor morango silvestre de 200 ml	6..............[Kcal]
1 copo de refrigerante da marca Pepsi Twist de 200 ml	0..............[Kcal]
1 copo de refrigerante da marca Sprite zero de 200 ml	0..............[Kcal]

1 copo de refrigerante da marca Coca-Cola de 200 ml	85............[Kcal]
1 copo de refrigerante da marca Coca-Cola light de 200 ml	0............[Kcal]
1 copo de refrigerante da marca Coca-Cola zero de 200 ml	0............[Kcal]
1 copo de refrigerante guaraná da marca Antártica de 200 ml	80............[Kcal]
1 copo de refrigerante guaraná diet da marca Antártica de 200 ml	0............[Kcal]
1 copo de refrigerante de limão da marca H2O de 200 ml	90............[Kcal]
1 copo de refrigerante sabor laranja da marca Fanta de 200 ml	80............[Kcal]
1 copo de refrigerante sabor laranja light da marca Fanta de 200 ml	8............[Kcal]

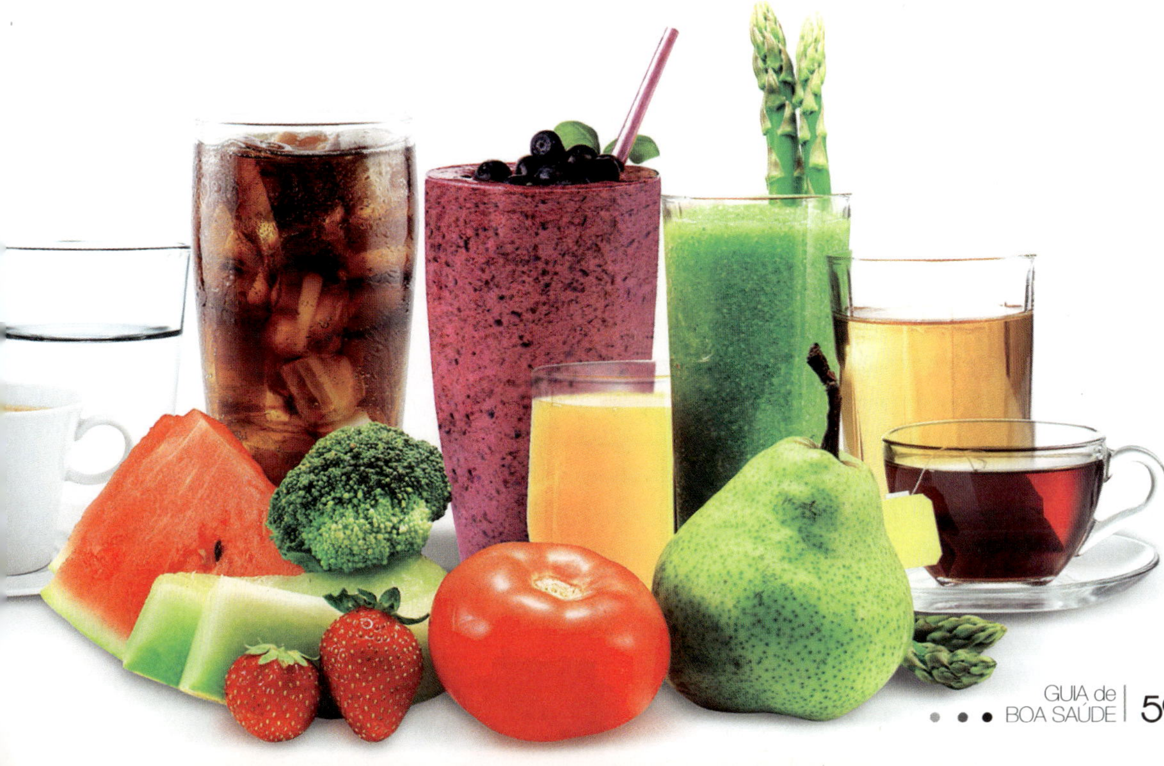

1 copo de refrigerante sabor uva da marca Fanta de 200 ml	104 ....(Kcal)
1 copo de refrigerante sabor uva light da marca Fanta de 200 ml	12 ....(Kcal)
1 copo de refrigerante soda limonada da marca Antártica de 200 ml	92..............(Kcal)
1 lata de refrigerante da marca Sprite de 350 ml	115 ....(Kcal)
1 lata de refrigerante da marca Sprite diet limão de 350 ml	5 ....(Kcal)
1 copo de suco de maçã da marca Del Valle de 200 ml	92..............(Kcal)
1 copo de suco de maçã da marca Yakult de 200 ml	80 ....(Kcal)
1 copo de suco de maçã light da marca Del Valle de 200 ml	35 ....(Kcal)
1 copo de suco de tomate da marca Superbom de 200 ml	30 ....(Kcal)
1 copo de suco de uva da marca Del Valle de 200 ml	126 ....(Kcal)
1 copo de suco de uva diet da marca Del Valle de 200 ml	35 ....(Kcal)

A maioria dos sucos industrializados são néctares, isto é, têm uma quantidade de suco muito baixa; sua maior parte é uma mistura de açúcar, água e aditivos químicos.

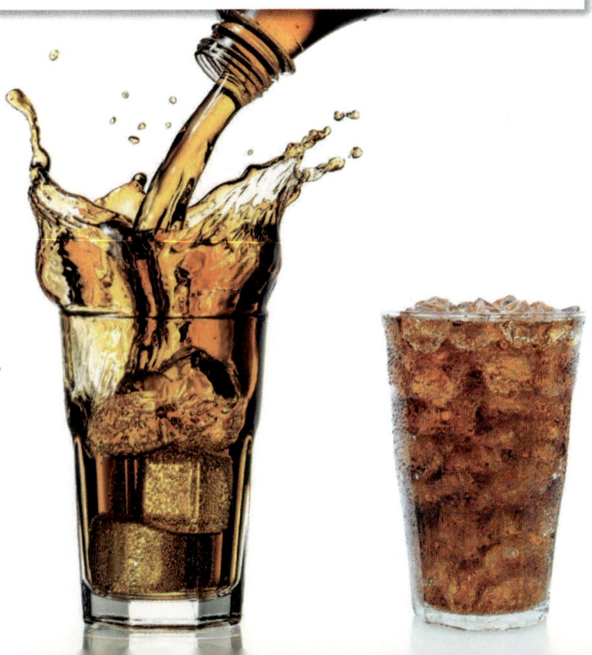

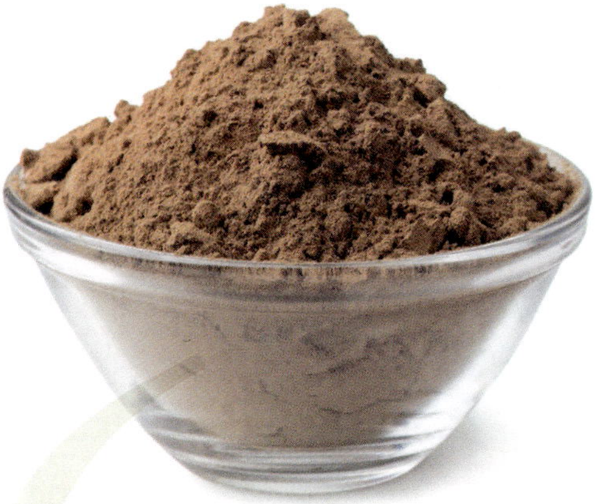

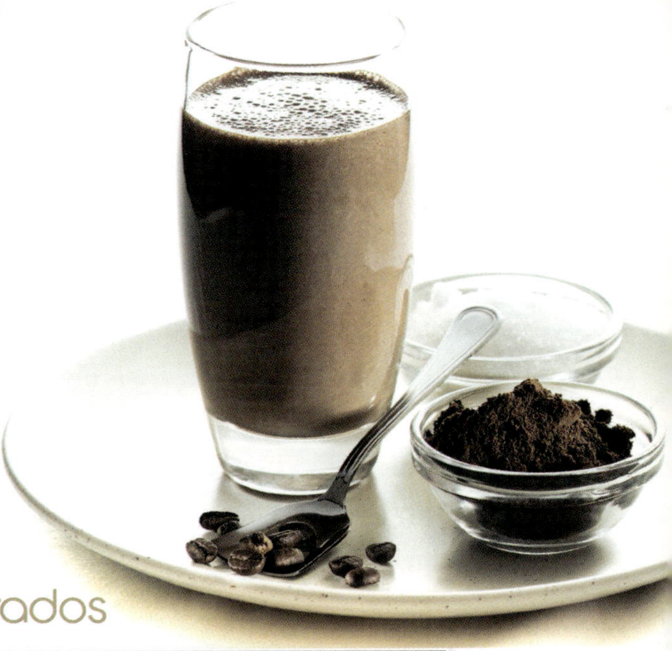

Previna-se! Em alguns sucos industrializados, a quantidade de açúcar é maior do que em refrigerantes de cola.

... Doces e achocolatados

Alimento	Calorias
2 colheres (sopa) de achocolatado da marca Nescau	75..............(Kcal)
2 colheres (sopa) de achocolatado da marca Ovomaltine	74..............(Kcal)
2 colheres (sopa) de achocolatado light da marca Nescau	64..............(Kcal)
1 colher (sopa) de achocolatado diet da marca Gold	35..............(Kcal)
1 colher (sopa) de açúcar mascavo	54..............(Kcal)
1 colher (sopa) de açúcar refinado	60..............(Kcal)
1 algodão-doce	100..........(Kcal)
1 colher (sopa) de ambrosia	52..............(Kcal)
3 ameixas em calda	44..............(Kcal)
1 colher (sopa) de arroz-doce	66..............(Kcal)

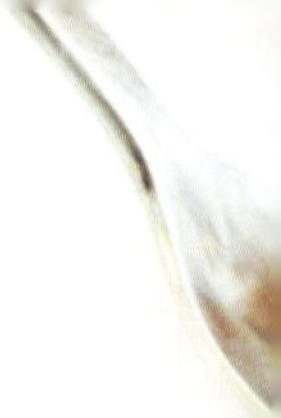

1 colher (sopa) de baba de moça	60............(Kcal)
1 barra de bananada	112.............(Kcal)
1 barra de biscoito com recheio de banana	95............(Kcal)
1 barra de biscoito com recheio de chocolate	90............(Kcal)
1 barra de biscoito com recheio de goiaba	90............(Kcal)
1 colher (sopa) de beijinho	64.............(Kcal)
1 bolacha de chocolate	52.............(Kcal)
1 bolacha recheada	80............(Kcal)
1 fatia de bolo de aipim com coco	243...........(Kcal)
1 fatia de bolo de chocolate com recheio e calda de chocolate	540 ....(Kcal)
1 fatia de bolo de coco da marca Nutella	215............(Kcal)
1 fatia de bolo de fubá da Nutella	207..........(Kcal)
1 fatia de bolo de milho	290 ....(Kcal)
1 bomba com recheio de creme	500........(Kcal)
1 bomba de chocolate	97 ....(Kcal)
1 brigadeiro	100..........(Kcal)
2 colheres (sopa) de cacau em pó	81..............(Kcal)
1 colher (sopa) de cajuzinho	69............(Kcal)
1.1/2 colher (sopa) de calda de caramelo	61..............(Kcal)
1.1/2 colher (sopa) de calda de chocolate	61..............(Kcal)
1.1/2 colher (sopa) de calda de morango	59............(Kcal)
1 xícara (chá) de canjica	205 ....(Kcal)
1 fatia de chocotone	322..........(Kcal)
1 churro com doce de leite	570..........(Kcal)
1 cocada	405..........(Kcal)
1 taça de creme de abacate	156............(Kcal)
1 colher (sopa) de creme de amendoim	121.............(Kcal)

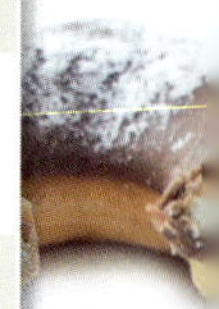

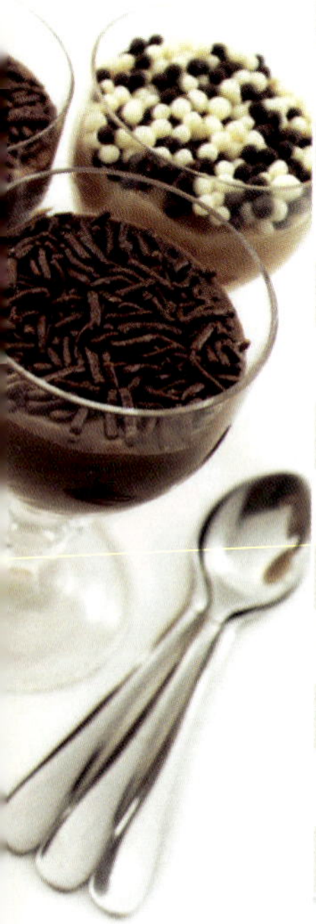

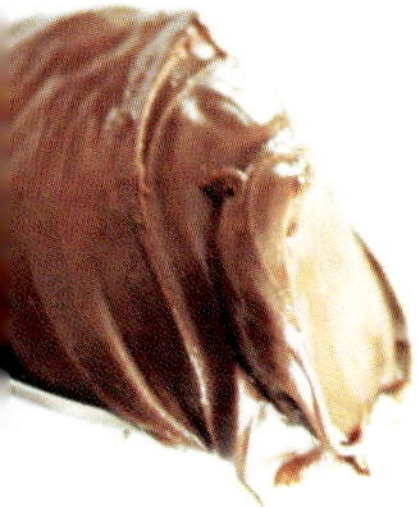

Pães de sanduíche podem conter sementes e grãos integrais, que acrescentam mais calorias mas aumentam seu valor nutritivo e a quantidade de fibras.

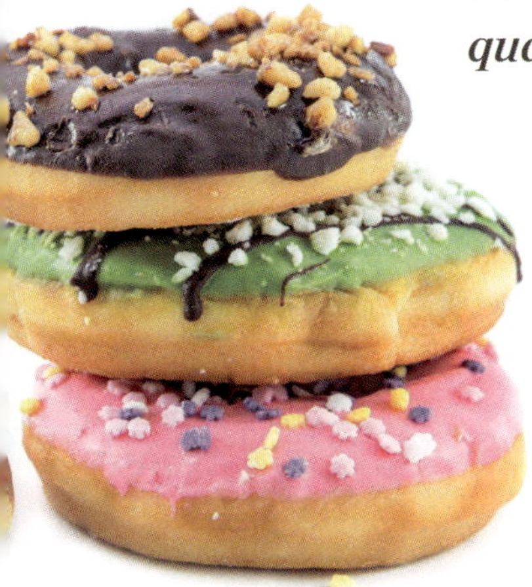

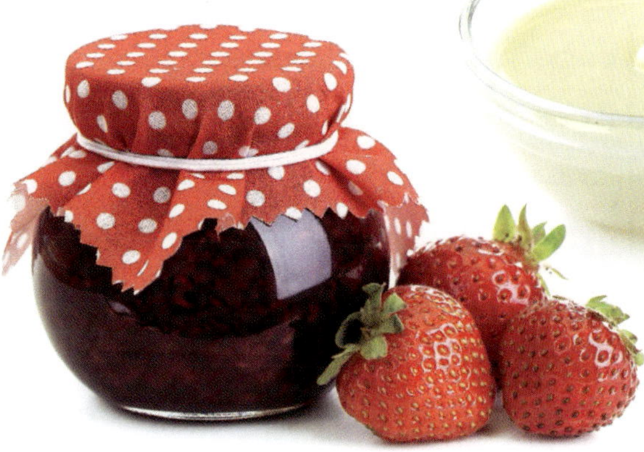

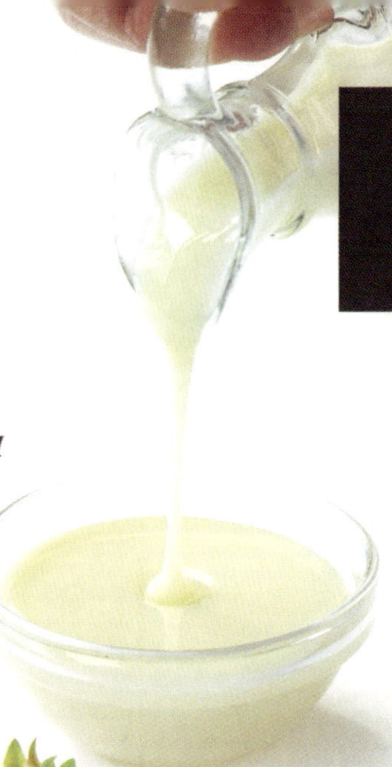

1 colher (sopa) de creme de avelã	105...........(Kcal)
1 colher (sopa) de Nutella	105...........(Kcal)
1 xícara (chá) de curau da marca Yoki	304.........(Kcal)
1 pedaço de doce de abóbora	172............(Kcal)
1 colher (sopa) de doce de leite caseiro	145............(Kcal)
1 donuts com doce de leite	145............(Kcal)
1.1/2 colher (sopa) de farofa doce	99............(Kcal)
4 figos em calda	151............(Kcal)
2 colheres (sopa) de fios de ovos	100.........(Kcal)
1 porção de flan de baunilha	51..............(Kcal)
1 porção de gelatina de morango	39............(Kcal)
1 colher (sopa) de geleia de morango	49............(Kcal)
1 colher (sopa) de geleia de morango diet	22..............(Kcal)
1 fatia de goiabada cascão	132............(Kcal)
1 colher (sopa) de leite condensado	65............(Kcal)

1 maçã do amor	462..........[Kcal]
1 fatia de manjar de coco com calda de ameixa	178..........[Kcal]
1 pedaço de maria-mole	55..........[Kcal]
1 fatia de marrom-glacê	104..........[Kcal]
1/2 colher [sopa] de marshmallow	57..........[Kcal]
1 colher de mel de abelhas	64..........[Kcal]
1 fatia de merengue de limão	255..........[Kcal]
1 fatia de mil-folhas	117..........[Kcal]
1 taça de musse chocolate	300..........[Kcal]
1 colher de musse de maracujá	71..........[Kcal]
1 olho de sogra	60..........[Kcal]
2 colheres [sopa] de ovos-nevados	245..........[Kcal]
1 paçoca de rolha	107..........[Kcal]
1 pamonha	413..........[Kcal]

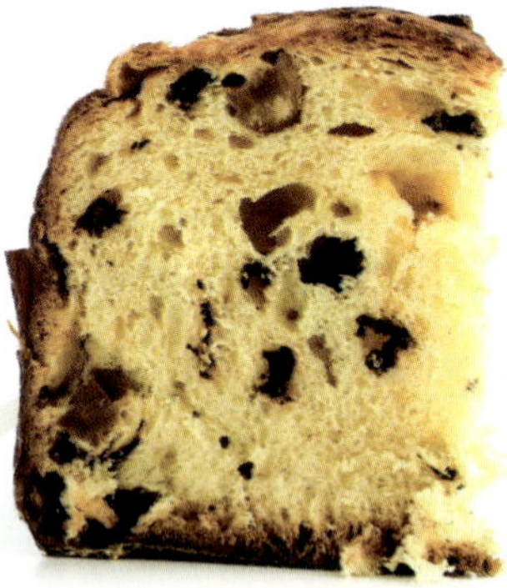

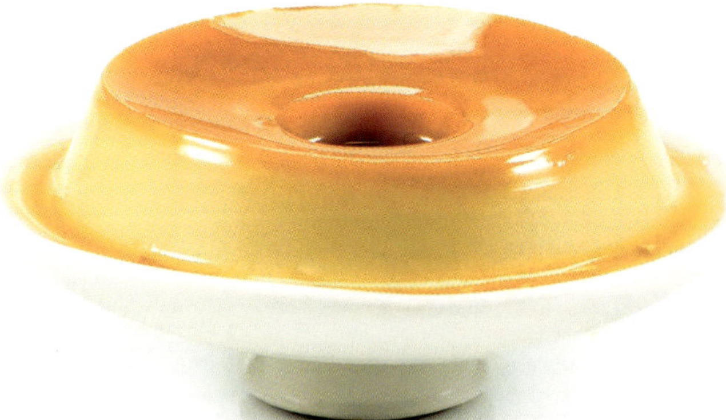

Produtos de confeitaria, como croissant e pão de ló, contêm gordura ou óleo, o que adiciona gorduras e, consequentemente, calorias às porções.

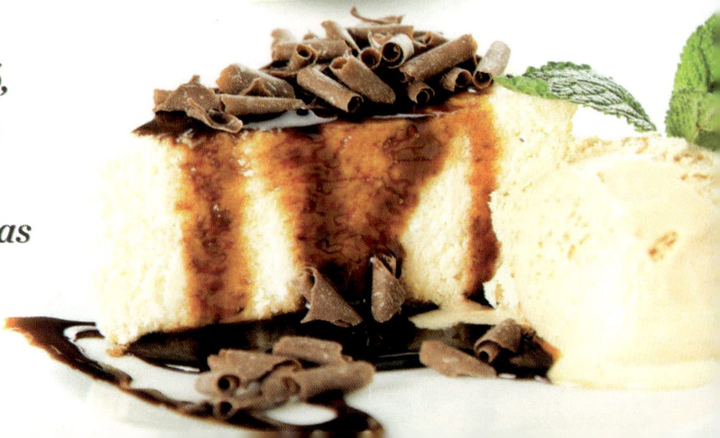

1 fatia de panetone	302 ....[Kcal]
1 fatia de panetone Alpino	334 ....[Kcal]
1 fatia de panetone com frutas	280 ....[Kcal]
1 fatia de panetone com frutas light	231 ....[Kcal]
1 pastel de Santa Clara	143 ....[Kcal]
1 pedaço de pavê de amendoim	418 ....[Kcal]
1 pé de moleque	87 ....[Kcal]
3 pêssegos em calda	99 ....[Kcal]
1 picolé da marca Chicabon	102 ....[Kcal]
1 picolé de coco	88 ....[Kcal]
1 picolé de uva	60 ....[Kcal]
1 fatia de pudim de leite com calda de caramelo	323 ....[Kcal]
1 queijadinha caseira	206 ....[Kcal]
1 quindim	475 ....[Kcal]
1 fatia de rabanada	300 ....[Kcal]
1 pedaço de rapadura	204 ....[Kcal]
1 taça de salada de frutas com açúcar	329 ....[Kcal]
1 taça de salada de frutas com chantili	407 ....[Kcal]
2 colheres [sopa] de sagu de morango	114 ....[Kcal]
1 sonho	573 ....[Kcal]
1 bola de sorvete de chocolate	112 ....[Kcal]
1 bola de sorvete de creme	102 ....[Kcal]
1 bola de sorvete de flocos	121 ....[Kcal]
1 bola de sorvete de morango	98 ....[Kcal]
1 sundae completo	1.120 ....[Kcal]
1 suspiro	37 ....[Kcal]
1 torrone de amendoim	81 ....[Kcal]
1 fatia de torta de limão	126 ....[Kcal]

1 fatia de torta de morango	184............[Kcal]
1 fatia de torta holandesa	214............[Kcal]
1 fatia de torta musse de chocolate	144............[Kcal]
1 colher [sopa] de xarope de milho	60............[Kcal]
1 bolo Ana Maria da marca Pullman	130............[Kcal]
1 fatia de bolo de cenoura caseiro	135............[Kcal]
1 fatia de bolo de cenoura com cobertura de chocolate	371............[Kcal]
1 fatia de bolo de chocolate	171............[Kcal]
1 fatia de bolo de fubá caseiro	310............[Kcal]
1 fatia de bolo pão de ló	268............[Kcal]
1 fatia de bolo de coco	186............[Kcal]
1 aerado ao leite	167............[Kcal]

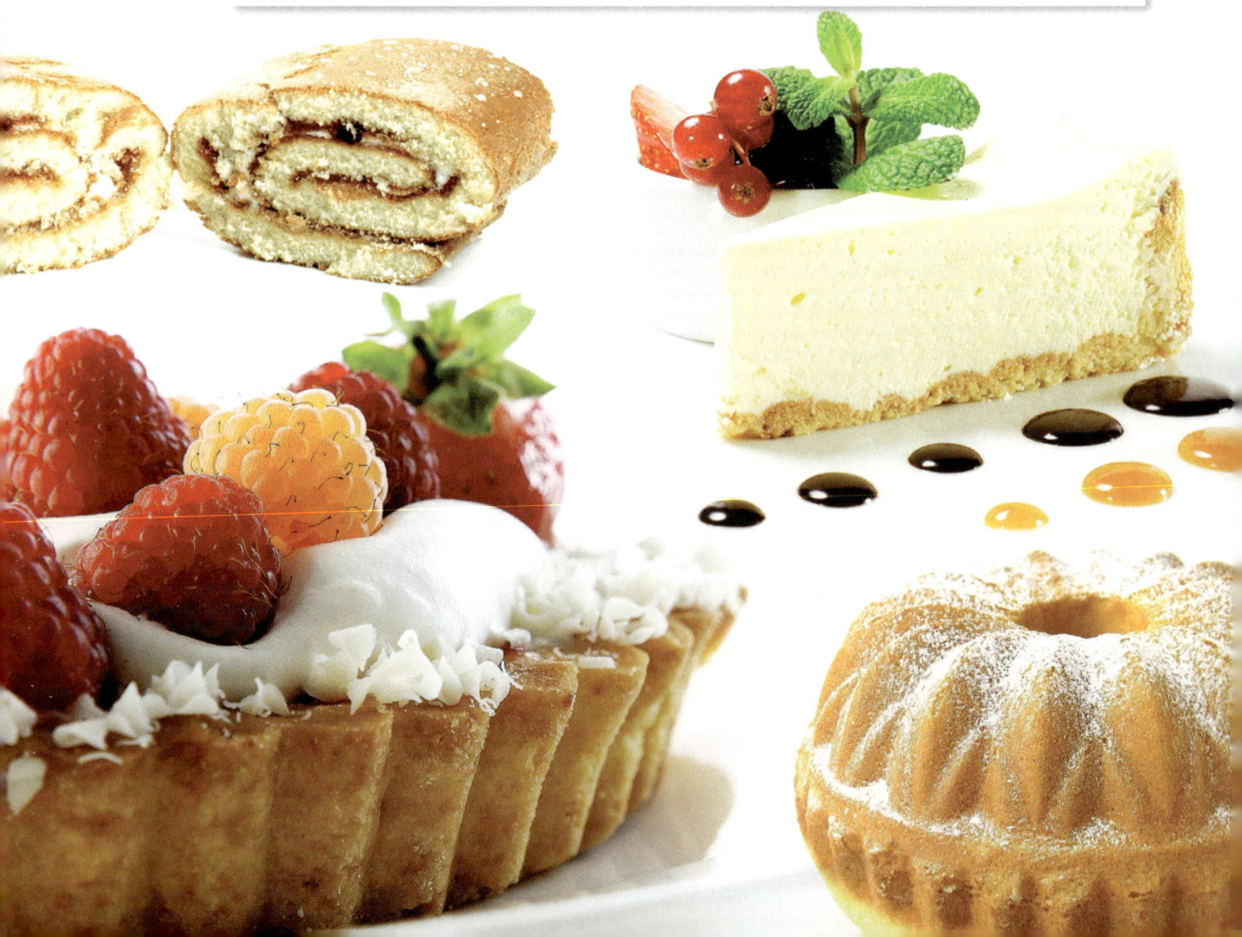

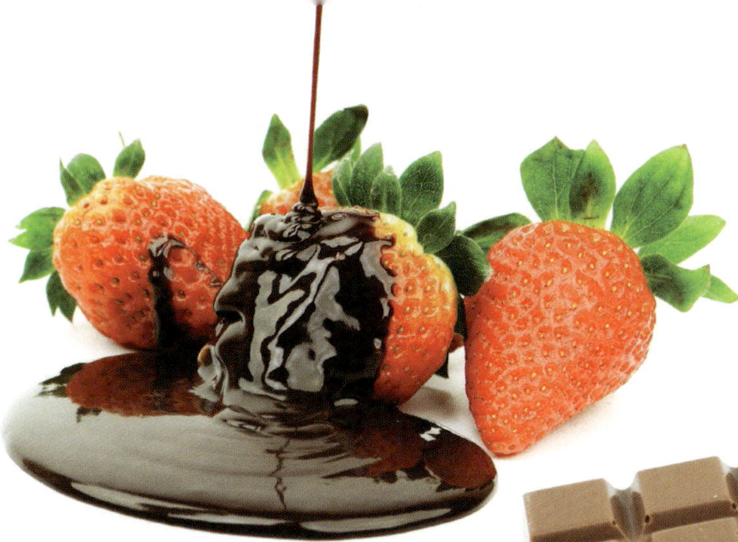

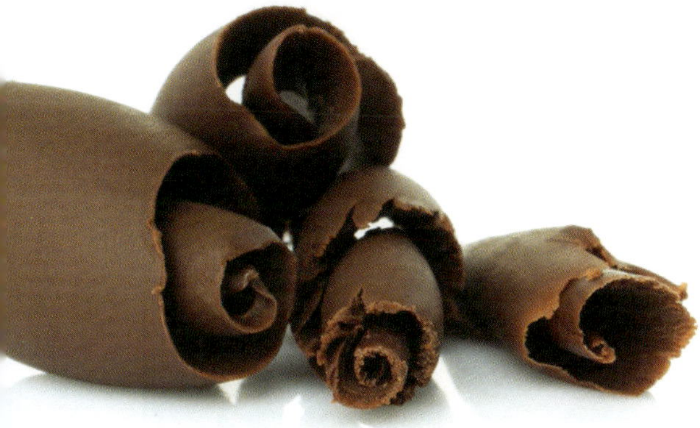

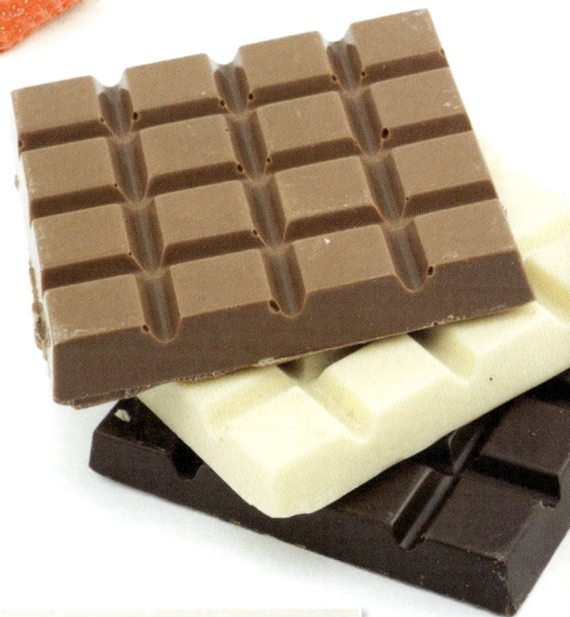

1 alfajor de chocolate	190..........[Kcal]
1 bombom Alpino chocolate ao leite	71..............[Kcal]
1 chocolate meio-amargo	1.074........[Kcal]
1 chocolate ao leite	1.044........[Kcal]
1 chocolate Baton	66.............[Kcal]
1 chocolate Bis	39.............[Kcal]
1 colher [sopa] de chocolate em pó solúvel	22..............[Kcal]
1 chocolate Diamante Negro	156...........[Kcal]
1 chocolate Diplomata	60.............[Kcal]
1 chocolate branco	170...........[Kcal]
1 chocalate Ouro Branco	114.............[Kcal]
1 chocolate Suflair	271............[Kcal]
1 trufa	89.............[Kcal]

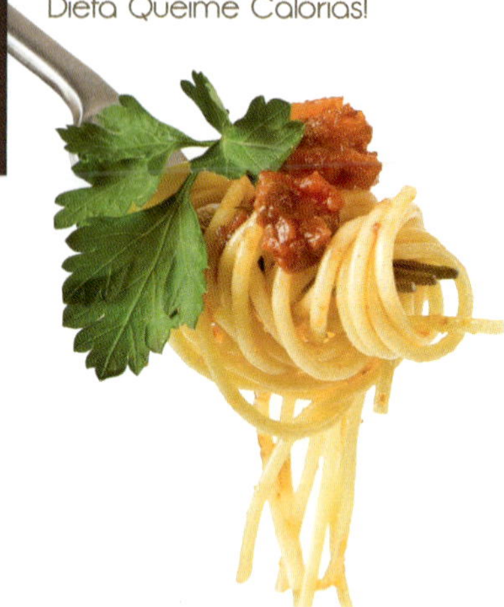

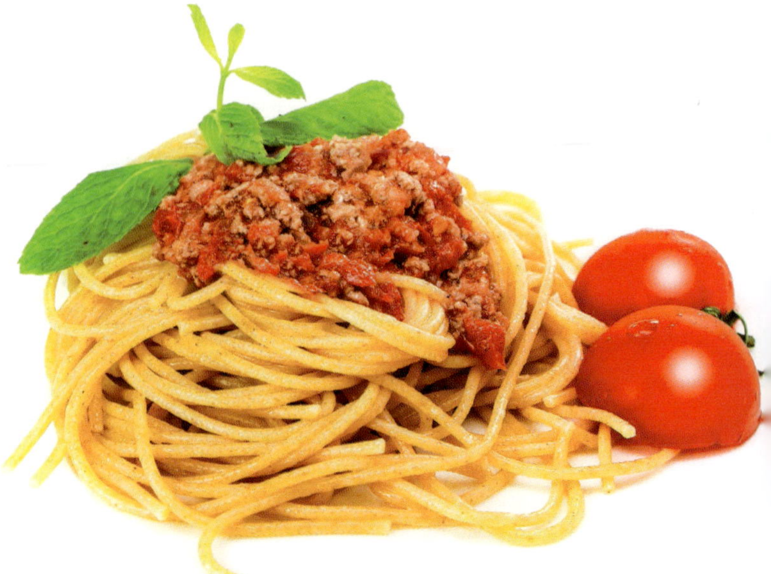

...Massas

Alimento	Calorias
1 canelone de ricota com molho branco	127 ....[Kcal]
1 colher [sopa] de capelete de carne com molho de tomate	141..............[Kcal]
1 colher [sopa] de capelete de frango com molho rosé	176 ....[Kcal]
1 pedaço de lasanha à bolonhesa com molho branco	343 ....[Kcal]
1 pedaço de lasanha de queijo e presunto	256 ....[Kcal]
1 pedaço de lasanha 4 queijos	257 ....[Kcal]
1 prato fundo de macarrão à putanesca	290 ....[Kcal]
1 prato fundo de macarrão ao alho e óleo	438 ....[Kcal]
1 prato fundo de macarrão ao sugo	274 ....[Kcal]
1 prato fundo de macarrão com molho bolonhesa	302 ....[Kcal]
1 prato fundo de macarrão com molho branco, ervilha e presunto	438 ....[Kcal]
1 prato fundo de macarrão com molho branco, ervilha e presunto	376...........[Kcal]
1 pacote de macarrão instantâneo sabor galinha caipira light	261............[Kcal]
1 pacote de macarrão instantâneo sabor 4 queijos	399 ....[Kcal]

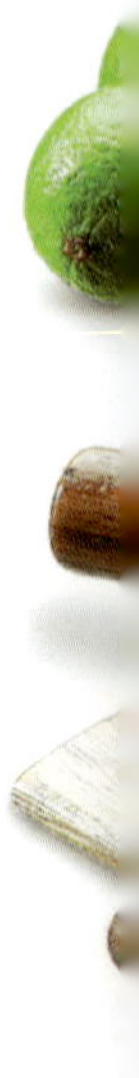

... Bebidas Alcoólicas

Alimento	Calorias
1 dose de aguardente	115 ....[Kcal]
1 copo de batida de frutas com leite condensado	504 ....[Kcal]
1 copo de caipirinha de limão com açúcar [aguardente]	300........[Kcal]
1 copo de caipirinha de limão com açúcar [vodca]	310...........[Kcal]
1 copo de caipirinha de limão com adoçante [aguardente]	240..........[Kcal]
1 copo de caipirinha de morango com açúcar [saquê]	340..........[Kcal]
1 lata de cerveja de 350 ml	151 ....[Kcal]
1 lata de cerveja light de 360 ml	148............[Kcal]
1 lata de cerveja Malzbier de 355 ml	199............[Kcal]
1 lata de cerveja sem álcool de 355 ml	89 ....[Kcal]
1 taça de champanhe	110.............[Kcal]

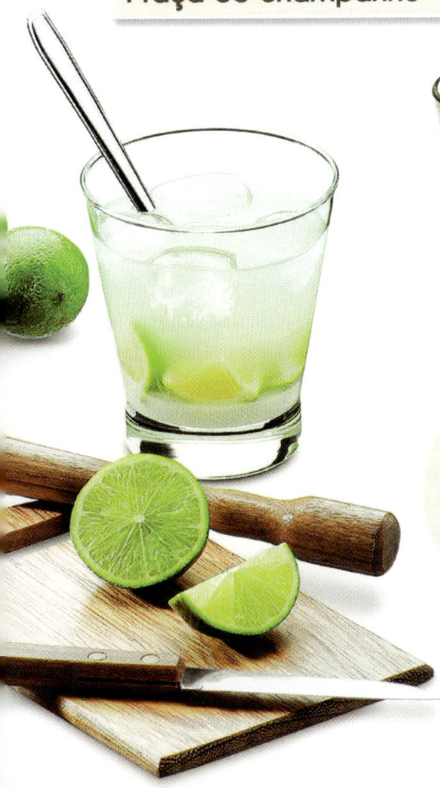

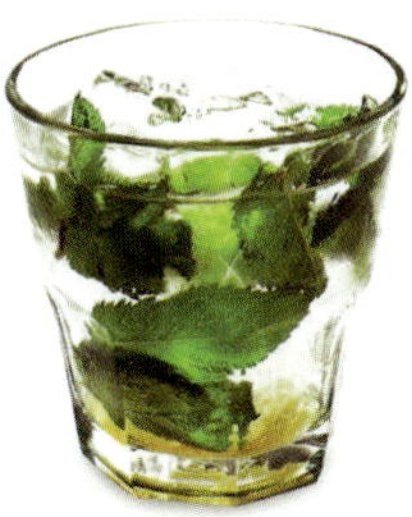

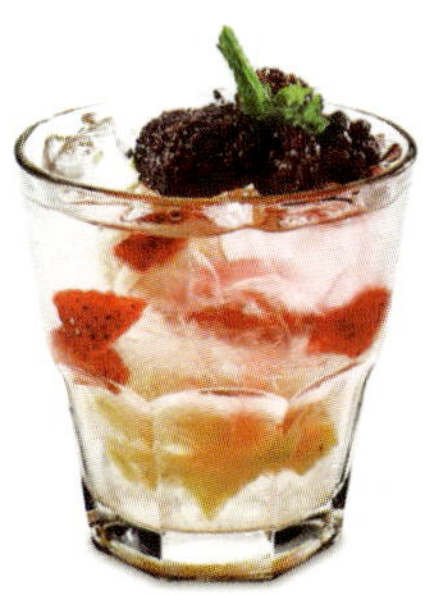

As calorias da cerveja chegam a dobrar de uma marca para outra, então busque marcas menos calóricas.

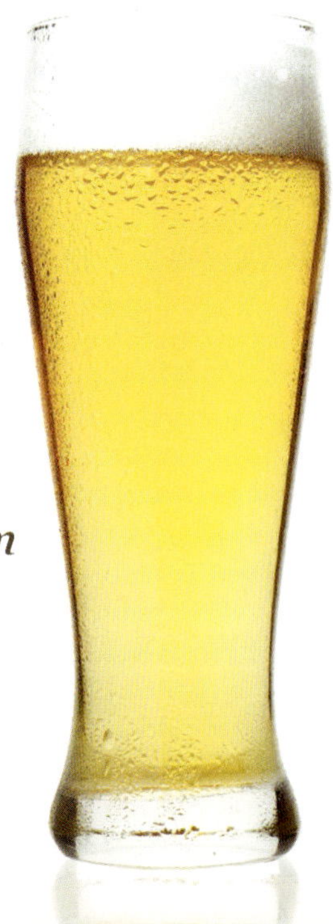

1 copo de chope de 300 ml	180..........(Kcal)
1 dose de conhaque	125..........(Kcal)
1 copo de cuba-libre	170..........(Kcal)
1 dose de gim	60..........(Kcal)
1 copo de margarita	131..........(Kcal)
1 copo de mojito	250..........(Kcal)
1 copo de quentão	294..........(Kcal)
1 taça de prosecco	106..........(Kcal)
1 dose de rum	110..........(Kcal)
1 cálice de saquê	50..........(Kcal)
1 lata de Smirnoff Ice	240..........(Kcal)
1 dose de tequila	110..........(Kcal)
1 dose de uísque	120..........(Kcal)
1 taça de vinho branco doce	173..........(Kcal)
1 taça de vinho branco seco	107..........(Kcal)
1 copo de vinho quente	120..........(Kcal)
1 taça de vinho tinto	107..........(Kcal)
1 dose de vodca	120..........(Kcal)

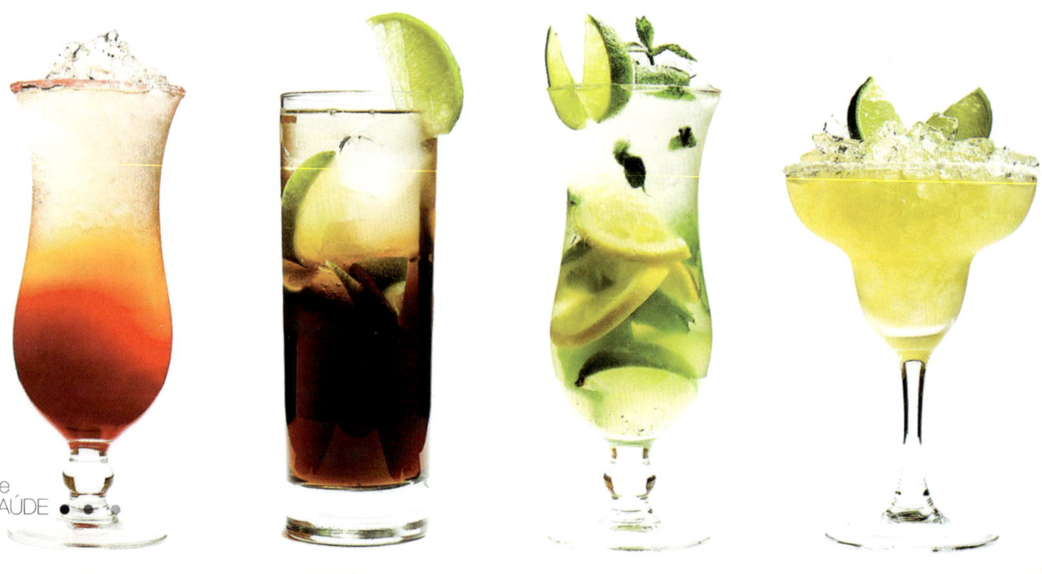

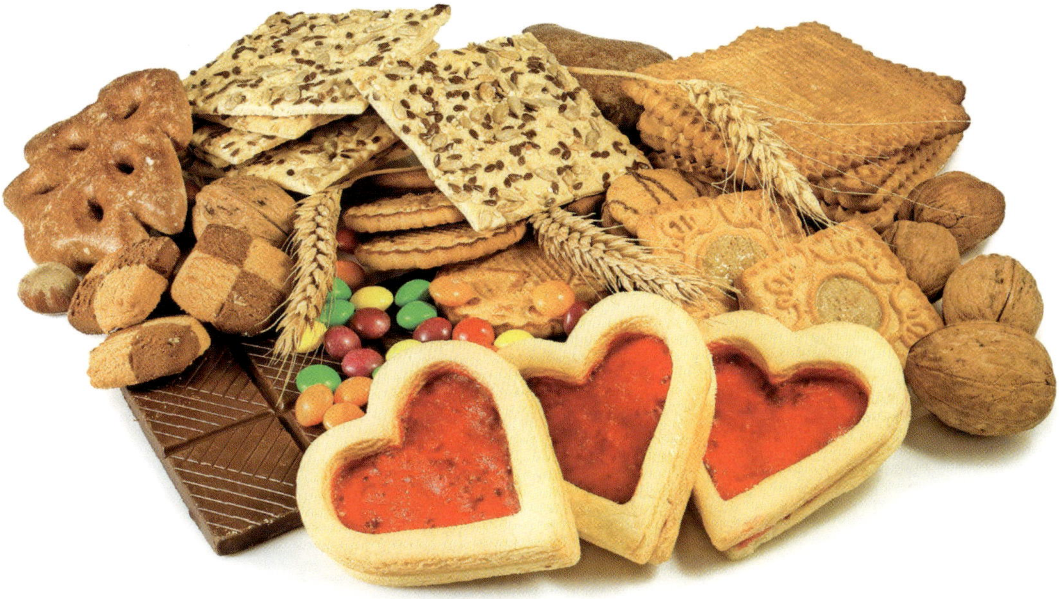

... Biscoitos e Bolachas

Alimento	Calorias
1 bolacha água e sal	32..............[Kcal]
1 porção de biscoito de manteiga	500........[Kcal]
1 biscoito integral de trigo	28.............[Kcal]
1 bolacha champanhe	40.............[Kcal]
1 bolacha cream cracker	31..............[Kcal]
1 bolacha ao leite	24..............[Kcal]
1 bolacha maisena	20.............[Kcal]
1 bolacha maria	25..............[Kcal]
1 porção de palitinhos salgados	383.........[Kcal]
1 bolacha passatempo Alpino	76..............[Kcal]
1 biscoito recheado de chocolate	72..............[Kcal]
1 biscoito recheado de morango	73.............[Kcal]
1 salclic aperitivo	11.................[Kcal]
1 wafer chocolate	41...............[Kcal]

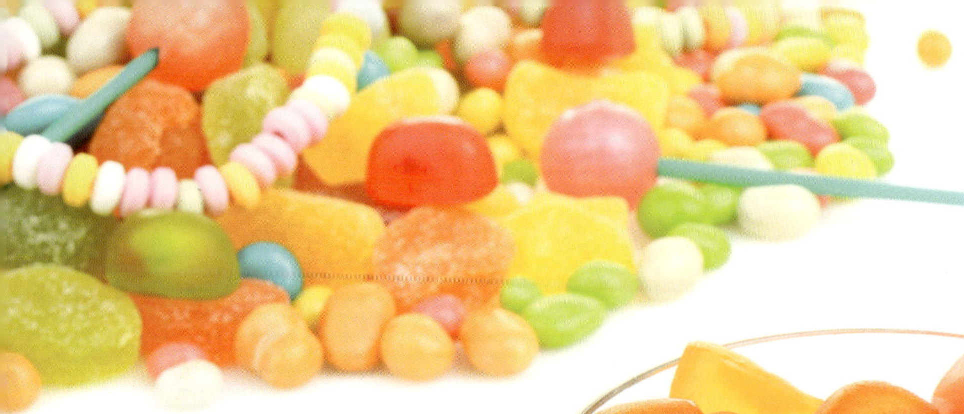

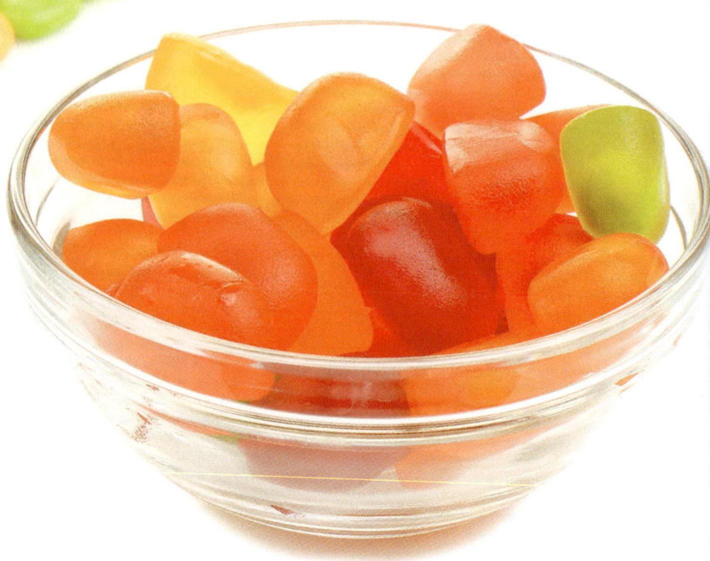

"A melhor maneira de controlar as calorias é a distância."

Henny Youngman

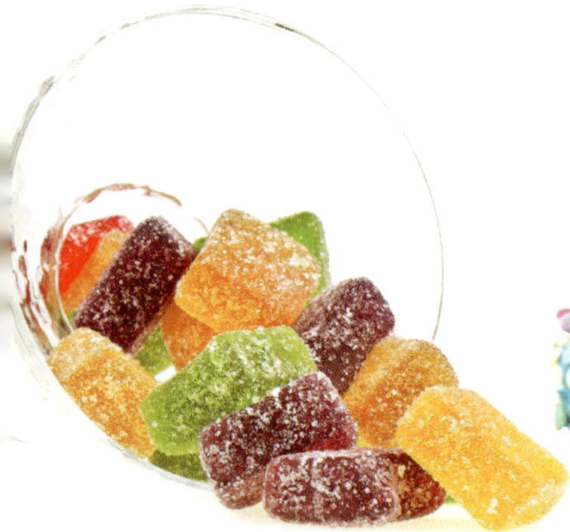

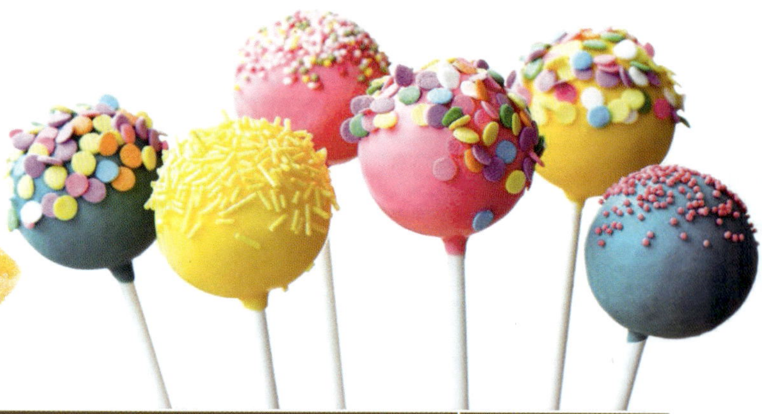

... Balas

Alimento	Calorias
1 caramelo ao leite	21..............(Kcal)
1 goma média	18..............(Kcal)
1 halls	19..............(Kcal)
1 halls diet	8..............(Kcal)
1 jujuba	5..............(Kcal)

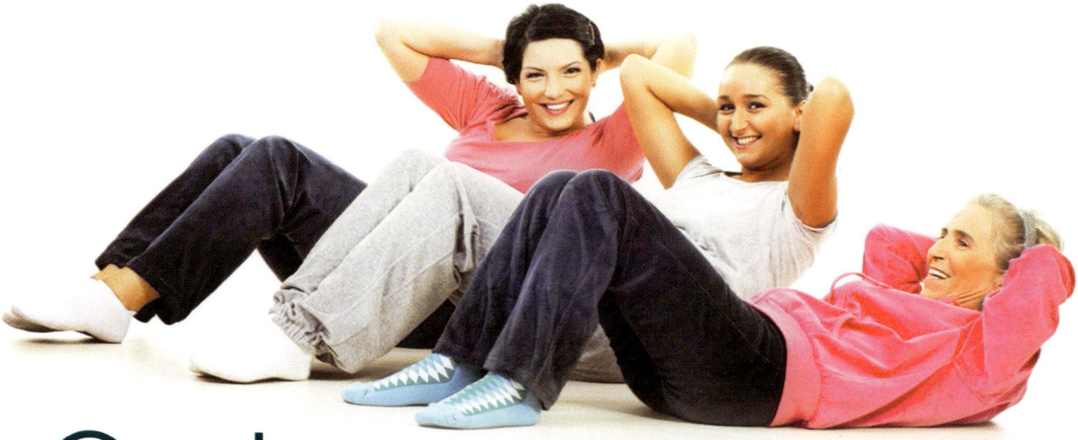

Gastos calóricos de atividades físicas

Com a vida sedentária urbana, a maioria das pessoas trabalha sentada na frente de computadores.

Para se locomover, utiliza automóveis. Assim, a mobilidade é cada vez mais reduzida. Os músculos ficam flácidos e a gordura cresce em proporções prejudiciais. As atividades físicas e esportivas devem fazer parte importante do cotidiano de todos, não só para evitar doenças como também para manter um peso adequado à idade, ao sexo e às necessidades corporais.

Apresentamos a seguir tabelas de atividades físicas e esportivas que podem ser feitas por qualquer pessoa. Convém consultar um médico para iniciar tais atividades e ser acompanhado por um preparador físico diplomado.

Nas tabelas propomos trinta minutos de ação e pesos corporais entre 65 e 90 quilos (entre a média de um adulto com boa saúde em alturas médias da população).

Tempo proposto de *30 minutos* para todas as atividades

... Peso proposto: 65 kg

Atividade	Calorias gastas
Alongamento	81..........[Kcal]
Andar [marcha atlética]	211..........[Kcal]
Andar subindo escadas	260..........[Kcal]
Balé	156..........[Kcal]
Basquete	195..........[Kcal]
Bicicleta	260..........[Kcal]
Bicicleta ergométrica	227..........[Kcal]
Boxe	390..........[Kcal]
Caminhada	162..........[Kcal]
Caminhada com trote	195..........[Kcal]
Caminhada em esteira	292..........[Kcal]
Capoeira	325..........[Kcal]
Caratê	325..........[Kcal]
Ciclismo para lazer	130..........[Kcal]
Corrida	260..........[Kcal]
Dança aeróbica - alto impacto	227..........[Kcal]
Dança aeróbica - baixo impacto	162..........[Kcal]
Dança de salão	97..........[Kcal]
Dança de salão rápida	146..........[Kcal]
Exercícios em academia	178..........[Kcal]
Exercícios aeróbicos	211..........[Kcal]

Futebol	260 ....[Kcal]
Futebol de salão	260 ....[Kcal]
Ginástica aeróbica	195..................[Kcal]
Ginástica localizada	227 ....[Kcal]
Handball	390 ....[Kcal]
Levantamento de peso leve	97 ....[Kcal]
Levantamento de peso vigoroso	195..................[Kcal]
Musculação intensa	195..................[Kcal]
Musculação leve	97 ....[Kcal]
Musculação moderada	146..................[Kcal]
Natação	325..................[Kcal]
Patins de roda	227 ....[Kcal]
Pilates	81......................[Kcal]
Pingue-pongue	130..................[Kcal]
Pular corda moderada	325..................[Kcal]
Skate	162 ....[Kcal]
Tênis	227 ....[Kcal]
Vôlei	130..................[Kcal]
Yoga	81......................[Kcal]

... Peso proposto: 70 kg

Atividade	Calorias gastas
Alongamento	87 ....[Kcal]
Andar (marcha atlética)	227 ....[Kcal]
Andar subindo escadas	280 ....[Kcal]
Balé	168..................[Kcal]
Basquete	210 ....[Kcal]

Bicicleta	280	[Kcal]
Bicicleta ergométrica	244	[Kcal]
Boxe	420	[Kcal]
Caminhada	175	[Kcal]
Caminhada com trote	210	[Kcal]
Caminhada em esteira	315	[Kcal]
Capoeira	350	[Kcal]
Ciclismo para lazer	140	[Kcal]
Caratê	350	[Kcal]
Corrida	280	[Kcal]
Dança aeróbica - alto impacto	244	[Kcal]
Dança aeróbica - baixo impacto	175	[Kcal]
Dança de salão	105	[Kcal]
Dança de salão rápida	157	[Kcal]
Exercícios em academia	192	[Kcal]
Exercícios aeróbicos	227	[Kcal]
Futebol	280	[Kcal]
Futebol de salão	280	[Kcal]
Ginástica aeróbica	210	[Kcal]
Ginástica localizada	244	[Kcal]
Handball	420	[Kcal]
Levantamento de peso leve	105	[Kcal]
Levantamento de peso vigoroso	210	[Kcal]
Musculação intensa	210	[Kcal]
Musculação leve	105	[Kcal]
Musculação moderada	157	[Kcal]
Natação	350	[Kcal]
Patins de roda	244	[Kcal]

Pilates	87 .... (Kcal)
Pingue-pongue	140 .... (Kcal)
Pular corda moderada	350 .... (Kcal)
Skate	175 .... (Kcal)
Tênis	244 .... (Kcal)
Vôlei	140 .... (Kcal)
Yoga	87 .... (Kcal)

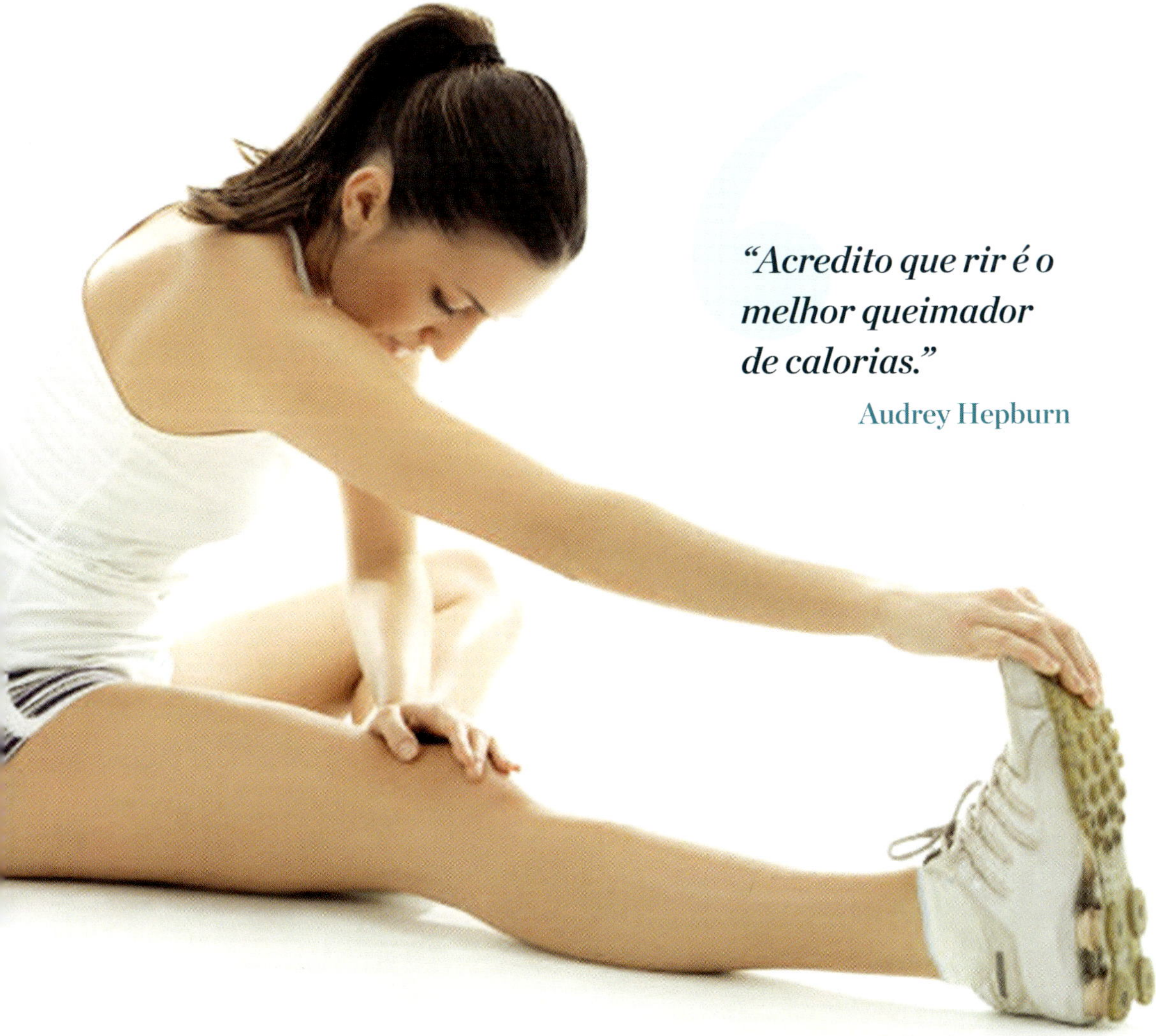

"Acredito que rir é o melhor queimador de calorias."

Audrey Hepburn

... Peso proposto: 75 kg

Atividade	Calorias gastas
Alongamento	93..................[Kcal]
Andar [marcha atlética]	243..................[Kcal]
Andar subindo escadas	300..................[Kcal]
Balé	180..................[Kcal]
Basquete	225..................[Kcal]
Bicicleta	300..................[Kcal]
Bicicleta ergométrica	262..................[Kcal]
Boxe	450..................[Kcal]
Caminhada	187..................[Kcal]
Caminhada com trote	225..................[Kcal]
Caminhada em esteira	337..................[Kcal]
Capoeira	375..................[Kcal]
Caratê	375..................[Kcal]
Ciclismo para lazer	150..................[Kcal]
Corrida	300..................[Kcal]
Dança aeróbica - alto impacto	262..................[Kcal]
Dança aeróbica - baixo impacto	187..................[Kcal]
Dança de salão	112..................[Kcal]
Dança de salão rápida	168..................[Kcal]
Exercícios em academia	206..................[Kcal]
Exercícios aeróbicos	243..................[Kcal]
Futebol	300..................[Kcal]
Futebol de salão	300..................[Kcal]
Ginástica aeróbica	225..................[Kcal]
Ginástica localizada	262..................[Kcal]

Handball	450 ....[Kcal]
Levantamento de peso leve	112.....................[Kcal]
Levantamento de peso vigoroso	225...................[Kcal]
Musculação intensa	225...................[Kcal]
Musculação leve	112.....................[Kcal]
Musculação moderada	168...................[Kcal]
Natação	375...................[Kcal]
Patins de roda	262...................[Kcal]
Pilates	93......................[Kcal]
Pingue-pongue	150...................[Kcal]
Pular corda moderada	375...................[Kcal]
Skate	187....................[Kcal]
Tênis	262...................[Kcal]
Vôlei	150...................[Kcal]
Yoga	93......................[Kcal]

...Peso proposto: 80 kg

Atividade	Calorias gastas
Alongamento	100.................[Kcal]
Andar (marcha atlética)	260 ....[Kcal]
Andar subindo escadas	320.................[Kcal]
Balé	192...................[Kcal]
Basquete	240.................[Kcal]
Bicicleta	320.................[Kcal]
Bicicleta ergométrica	280 ....[Kcal]
Boxe	480 ....[Kcal]
Caminhada	200 ....[Kcal]

Caminhada com trote	240..................(Kcal)
Caminhada em esteira	360..................(Kcal)
Capoeira	400 ....(Kcal)
Caratê	400 ....(Kcal)
Ciclismo para lazer	160..................(Kcal)
Corrida	320..................(Kcal)
Dança aeróbica - alto impacto	280 ....(Kcal)
Dança aeróbica - baixo impacto	200 ....(Kcal)
Dança de salão	120..................(Kcal)
Dança de salão rápida	180..................(Kcal)
Exercícios em academia	220..................(Kcal)
Exercícios aeróbicos	260 ....(Kcal)
Futebol	320..................(Kcal)
Futebol de salão	320..................(Kcal)
Ginástica aeróbica	240..................(Kcal)
Ginástica localizada	280 ....(Kcal)
Handball	480 ....(Kcal)
Levantamento de peso leve	120 ....(Kcal)
Levantamento de peso vigoroso	240..................(Kcal)
Musculação intensa	240..................(Kcal)
Musculação leve	120 ....(Kcal)
Musculação moderada	180..................(Kcal)
Natação	400 ....(Kcal)
Patins de roda	280 ....(Kcal)
Pilates	100..................(Kcal)
Pingue-pongue	160..................(Kcal)
Pular corda moderada	400 ....(Kcal)
Skate	200 ....(Kcal)

Tênis	280................(Kcal)
Vôlei	160................(Kcal)
Yoga	100................(Kcal)

...Peso proposto: 85 kg

Atividade	Calorias gastas
Alongamento	106................(Kcal)
Andar (marcha atlética)	276................(Kcal)
Andar subindo escadas	340................(Kcal)
Balé	204................(Kcal)
Basquete	255................(Kcal)
Bicicleta	340................(Kcal)
Bicicleta ergométrica	297................(Kcal)
Boxe	510................(Kcal)

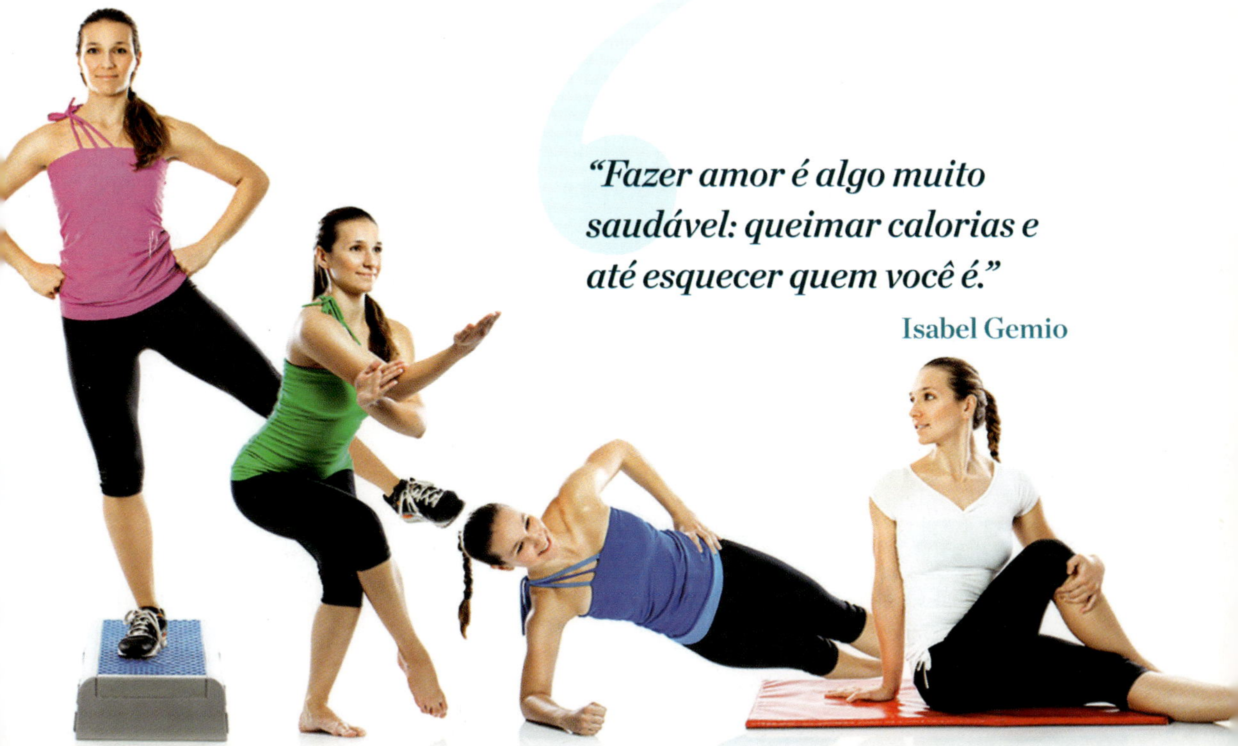

"Fazer amor é algo muito saudável: queimar calorias e até esquecer quem você é."

Isabel Gemio

Caminhada	212 ....[Kcal]
Caminhada com trote	255 ....[Kcal]
Caminhada em esteira	382 ....[Kcal]
Capoeira	425................[Kcal]
Caratê	425................[Kcal]
Ciclismo para lazer	170 ....[Kcal]
Corrida	340................[Kcal]
Dança aeróbica - alto impacto	297................[Kcal]
Dança aeróbica - baixo impacto	212 ....[Kcal]
Dança de salão	127 ....[Kcal]
Dança de salão rápida	191 ....[Kcal]
Exercícios em academia	233 ....[Kcal]
Exercícios aeróbicos	276................[Kcal]
Futebol	340................[Kcal]
Futebol de salão	340................[Kcal]
Ginástica aeróbica	255 ....[Kcal]
Ginástica localizada	297................[Kcal]
Handball	510................[Kcal]
Levantamento de peso leve	127 ....[Kcal]
Levantamento de peso vigoroso	255 ....[Kcal]
Musculação intensa	255 ....[Kcal]
Musculação leve	127 ....[Kcal]
Musculação moderada	191 ....[Kcal]
Natação	425................[Kcal]
Patins de roda	297................[Kcal]
Pilates	106................[Kcal]
Pingue-pongue	170 ....[Kcal]
Pular corda moderada	425................[Kcal]

Skate	212 .... (Kcal)
Tênis	297 .... (Kcal)
Vôlei	170 .... (Kcal)
Yoga	106 .... (Kcal)

... Peso proposto: 90 kg

Atividade	Calorias gastas
Alongamento	112 .... (Kcal)
Andar (marcha atlética)	292 .... (Kcal)
Andar subindo escadas	360 .... (Kcal)
Balé	216 .... (Kcal)
Basquete	270 .... (Kcal)
Bicicleta	360 .... (Kcal)
Bicicleta ergométrica	315 .... (Kcal)
Boxe	540 .... (Kcal)
Caminhada	225 .... (Kcal)
Caminhada com trote	270 .... (Kcal)
Caminhada em esteira	405 .... (Kcal)
Capoeira	450 .... (Kcal)

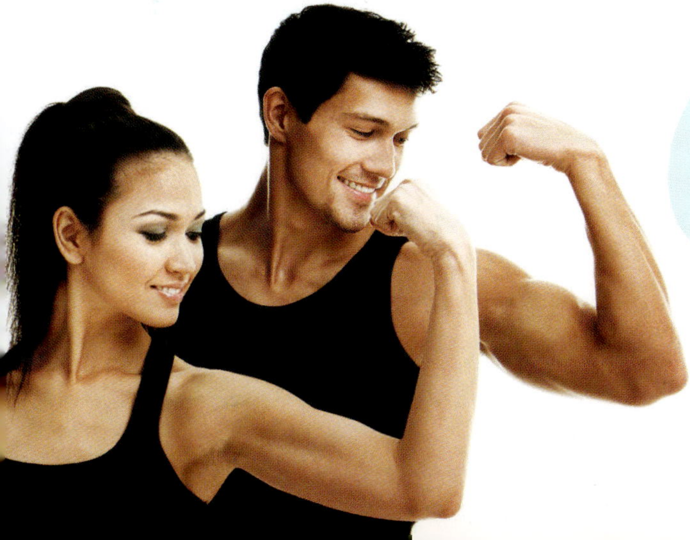

"Esqueça as calorias - tudo faz uma pessoa magra emagrecer, e uma pessoa gorda engordar."

Mignon McLaughlin

Caratê	450 ....[Kcal]
Ciclismo para lazer	180..................[Kcal]
Corrida	360................[Kcal]
Dança aeróbica - alto impacto	315..................[Kcal]
Dança aeróbica - baixo impacto	225..................[Kcal]
Dança de salão	135..................[Kcal]
Dança de salão rápida	202..................[Kcal]
Exercícios em academia	247..................[Kcal]
Exercícios aeróbicos	292..................[Kcal]
Futebol	360................[Kcal]
Futebol de salão	360................[Kcal]
Ginástica aeróbica	270................[Kcal]
Ginástica localizada	315..................[Kcal]
Handball	540 ....[Kcal]
Levantamento de peso leve	135..................[Kcal]
Levantamento de peso vigoroso	270................[Kcal]
Musculação intensa	270................[Kcal]
Musculação leve	135..................[Kcal]
Musculação moderada	202..................[Kcal]
Natação	450 ....[Kcal]
Patins de roda	315..................[Kcal]
Pilates	112......................[Kcal]
Pingue-pongue	180..................[Kcal]
Pular corda moderada	450 ....[Kcal]
Skate	225..................[Kcal]
Tênis	315..................[Kcal]
Vôlei	180..................[Kcal]
Yoga	112......................[Kcal]

Receitas com poucas *Calorias!*

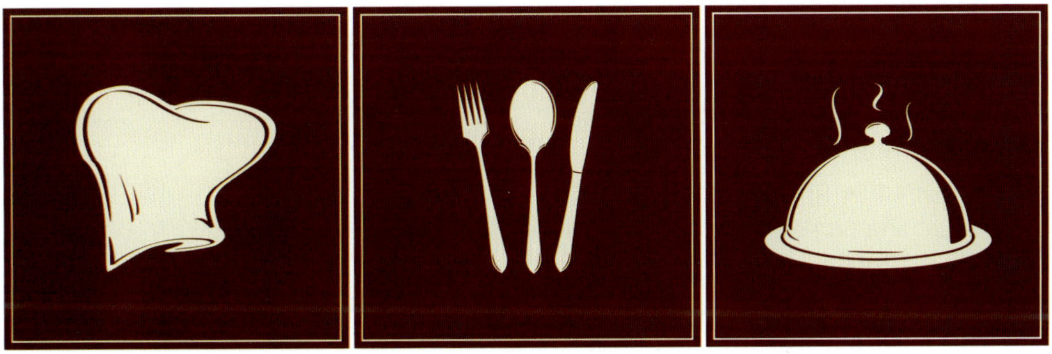

A melhor forma de reduzir as calorias corporais é consumir pratos e alimentos que tenham uma menor carga calórica. Assim, selecionamos diversas receitas, tanto doces como salgadas, para que você possa preparar refeições que satisfaçam seu paladar e mantenham sua boa forma.

Bom apetite!

Risoto *de Camarão*

••• Ingredientes

- 12 camarões médios limpos
- 1 cebola média ralada
- 1 pimentão verde em pedaços
- 1 xícara (chá) de arroz arbóreo
- 1 pimentão vermelho em pedaços
- 3 talos de salsão picadinhos
- 2 colheres (sopa) de azeite
- 3 xícaras (chá) de caldo de galinha
- 3 colheres (sopa) de maionese
- 1 pitada de pimenta-do-reino
- 1/2 colher (café) de páprica picante
- 2 colheres (sopa) de salsinha picada
- Sal a gosto

••• Preparação

Refogue a cebola no azeite, junte o arroz e deixe refogar. Misture com os pimentões picados e o salsão. Adicione aos poucos o caldo de galinha. Mexa para não deixar o caldo secar. Coloque um pouco mais de caldo para mantê-lo úmido. Depois de vinte minutos, coloque os camarões, o sal, a pimenta-do-reino e a páprica. Deixe cozinhar um pouco mais até que o camarão mude de cor. Adicione a maionese e mexa. Decore com a salsinha e sirva.

06 porções

Calorias por porção: 175 Kcal

Torta de Ricota *com Alho-poró*

••• Ingredientes

Massa

- 100 gramas de ricota
- 100 gramas de margarina *light*
- 2 xícaras (chá) de farinha de trigo
- 1 colher (café) de sal grosso

Recheio

- 1 xícara (chá) de brócolis cozidos
- 4 tomates picados, sem peles e sem sementes
- 40 gramas de parmesão ralado
- 1 unidade de alho-poró
- 1 colher (sopa) de azeite
- Sal a gosto

••• Preparação

Misture a margarina, a ricota e o sal. Adicione a farinha de trigo até dar o ponto. Forre o fundo e os lados de uma forma e asse em forno médio e reserve. Corte o alho-poró em pedaços e refogue em azeite. Depois junte os tomates picados e o sal, cozinhe por dez minutos e retire. Coloque o recheio sobre a torta assada, polvilhe com o parmesão e enfeite com os brócolis. Leve ao forno por cinco minutos.

06 porções

Calorias por porção: 295 Kcal

Arroz Selvagem *com Brócolis*

Ingredientes

- 100 gramas de arroz selvagem
- 100 gramas de arroz integral
- 400 gramas de brócolis
- 2 tabletes de caldo de legumes
- 2 colheres (sopa) de cebola picada
- Sal a gosto

Preparação

Deixe o arroz selvagem de molho por uma hora. Prepare as duas porções de arroz em panelas separadas. Em cada uma refogue o arroz com um cubo de caldo de legumes, uma colher de cebola e o sal. Acrescente água em cada panela e cozinhe por uma hora. Os brócolis devem ser cozidos em água e sal separadamente. Escorra e corte em pedaços. Misture as duas quantidades de arroz e os brócolis e sirva quente.

06 porções
Calorias por porção: 140 Kcal

Frango Recheado *com Queijo e Espinafre*

Ingredientes

- 4 filés de peito de frango sem pele
- 1/3 de um pacote de espinafre congelado
- 6 colheres (sopa) de cebolinha verde picada
- 1 xícara (chá) de caldo de galinha
- 1 xícara (chá) de ricota ou queijo *cottage*
- 1/2 xícara (chá) de leite desnatado quente
- 2 colheres (chá) de casca de limão ralada
- 1 pitada de noz-moscada ralada
- 8 palitos e alho, cebola, suco de laranja e sal a gosto

Preparação

Tempere os filés de frango com a cebola, o suco de laranja, o sal e o alho. Num recipiente, misture o leite e a ricota. Acrescente e misture o espinafre, a noz-moscada, a cebolinha, a casca do limão e o sal. Divida o recheio para os filés. Enrole-os nos palitos e coloque numa assadeira. Regue com o caldo de galinha e cubra com papel-alumínio. Leve ao forno preaquecido por 25 minutos, até dourar. Regue com o caldo a cada dez minutos.

04 porções
Calorias por porção: 228 Kcal

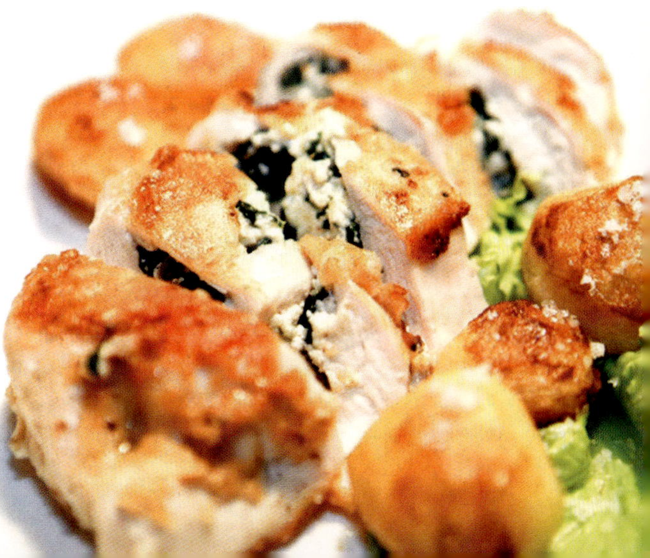

Torta de *Frango Especial*

••• Ingredientes
- 1 peito de frango sem pele
- 1 cebola e meia
- 1 tomate sem pele e sementes
- 1/2 pimentão verde
- 2 colheres (sopa) de farinha de trigo
- 2 colheres (sopa) de molho de soja
- 1 colher (sopa) queijo parmesão ralado e sal e salsa picada a gosto

••• Preparação
Cozinhe o frango e meia cebola em água e sal. Depois de esfriar, desfie o frango e reserve o caldo. Corte em cubos o resto da cebola, o pimentão e o tomate e refogue. Junte com o frango e um pouco do caldo. Acrescente o molho de soja, a farinha de trigo, a salsa e o queijo parmesão e misture. Coloque a mistura numa forma redonda e leve ao forno preaquecido até corar, por trinta minutos.

10 porções
Calorias por porção: 90 Kcal

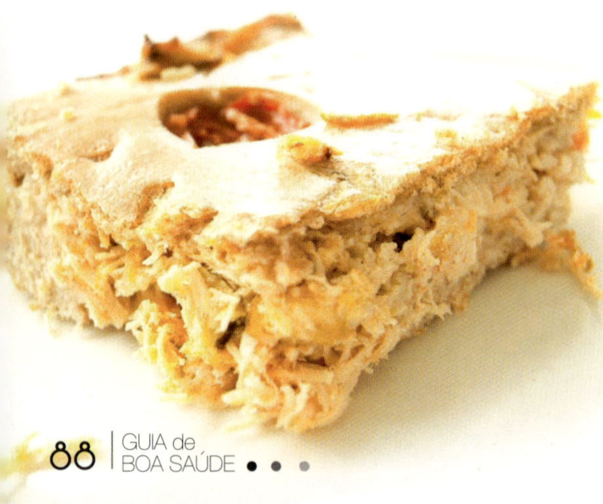

Arroz *Caipira*

••• Ingredientes
- 1 xícara (chá) de arroz integral
- 1/2 colher (chá) de alho amassado
- 1 colher (sopa) de cebola ralada
- 1 clara de ovo cozida e picada
- 1/2 xícara (chá) de salsão picado
- 1 colher (sopa) de passas pretas
- 1 colher (chá) de sal
- 2.1/2 xícaras (chá) de água

••• Preparação
Coloque numa panela de pressão o arroz, a água, a cebola, o alho e o sal. Leve ao fogo alto até ferver. Quando a mistura começar a ferver, abaixe o fogo e cozinhe por cerca de 25 minutos, depois junte os outros ingredientes e sirva.

04 porções
Calorias por porção: 200 Kcal

Enroladinho de *Salsicha Light*

••• Ingredientes
- 1/2 kg de batata cozida e espremida
- 10 salsichas de peru
- 1/2 xícara (chá) de leite desnatado
- 15 gramas de fermento biológico
- 2 colheres (sopa) de margarina *light*
- 3.1/2 xícaras (chá) de farinha de trigo
- 1 ovo
- Margarina *light* para untar a forma
- Sal a gosto

••• Preparação

Corte as salsichas em três partes iguais. Dissolva o fermento no leite morno e reserve. Misture o ovo, o fermento dissolvido, a margarina, a batata e o sal e adicione a farinha até ficar uma massa homogênea. Cubra com um pano e deixe descansar por vinte minutos. Faça bolas de massa, recheando-as com pedaço de salsicha. Depois pincele com a clara e coloque num tabuleiro untado. Aguarde 25 minutos. Leve ao forno preaquecido, por vinte minutos, até corar.

30 unidades

Calorias por unidade: 90 Kcal

Pizza de *Frigideira*

••• Ingredientes

- 4 discos de pizza para frigideira
- 12 fatias de muçarela *light*
- 2 tomates cortados em rodelas
- 2 xícaras (chá) de palmito picado ou legumes variados
- 8 azeitonas sem caroços cortadas em rodelas
- 8 colheres (sopa) de molho de tomate
- 1 colher (sopa) de orégano seco

••• Preparação

Divida todos os ingredientes em quatro porções. Coloque o disco de pizza numa frigideira quente. Coloque o palmito e o molho. Cubra com o tomate, as azeitonas e a muçarela. Polvilhe com o orégano e coloque mais azeitonas. Mantenha no fogo até derreter o queijo e a massa ficar crocante.

04 pizzas individuais

Calorias por porção: 275 Kcal

Arroz *Dourado*

••• Ingredientes

- 1 xícara (chá) de arroz
- 4 colheres (sopa) de suco concentrado de maracujá
- 2 colheres (sopa) de cebola ralada
- 1 colher (chá) de *curry*
- 1 colher (chá) de suco de limão
- 1.1/2 colher (chá) de sal
- 2.1/2 xícaras (chá) de água

••• Preparação

Ferva a água numa panela juntamente com o suco de limão, o suco de maracujá, o *curry*, o sal e a cebola. Quando a fervura levantar, coloque o arroz, mexa e mantenha a panela sem tampa até ferver novamente. Tampe a panela, abaixe o fogo e cozinhe por mais 15 minutos até que a água tenha secado. Desligue o fogo e deixe por mais cinco minutos. Sirva.

06 porções

Calorias por porção: 191 Kcal

Torta Light *de Atum*

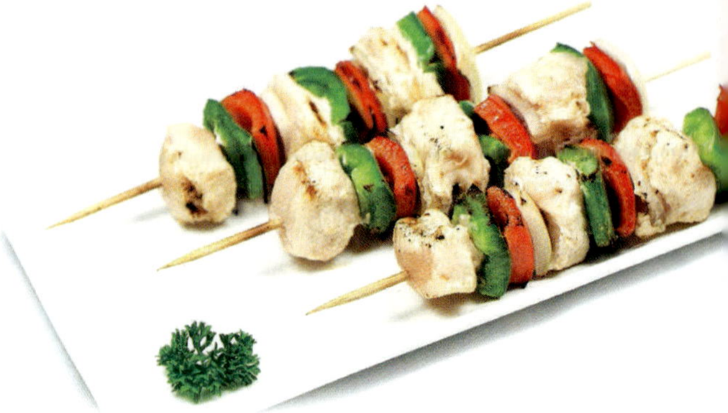

••• Ingredientes

- 1 lata de atum em conserva
- 3 tomates sem peles e sementes cortados em cubos
- 1 cebola cortada em cubos
- 4 fatias de pão *diet*
- 50 ml de leite desnatado
- 100 gramas de ervilhas frescas
- 1 gema e 2 claras em castelo
- Margarina *light* para untar a forma
- Sal e salsa picada a gosto

••• Preparação

Corte as fatias de pão em quadrados e molhe com o leite. Bata as claras, junte a gema e reserve. Misture ao pão todos os outros ingredientes. Depois, adicione as claras batidas. Despeje a mistura numa forma untada e leve ao forno preaquecido. Asse até corar.

06 porções

Calorias por porção: 128 Kcal

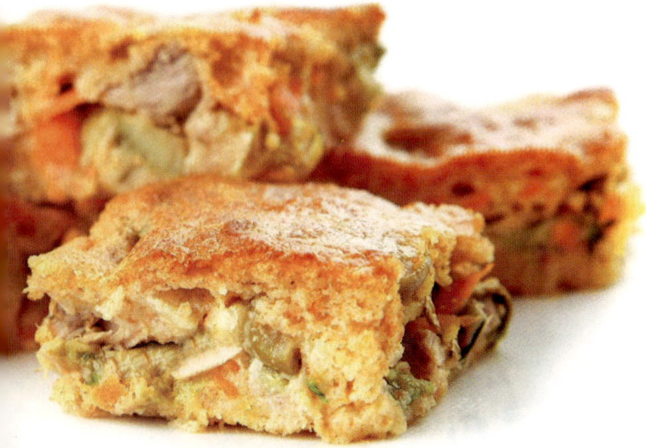

Espeto de *Frango com Legumes*

••• Ingredientes

- 4 filés pequenos de frango
- 1/2 cebola
- 2 dentes de alho
- 2 colheres (sopa) de salsinha picada
- 1 cebola cortada em cubos
- 2 pimentões verdes e vermelhos cortados em cubos
- 1/2 limão
- 1 colher (chá) de sal
- 2 colheres (sopa) de água
- Azeite para untar
- 4 espetinhos de madeira

••• Preparação

Corte o frango em cubos. Bata no processador a cebola, o alho, o sal, o limão, a salsinha e a água. Tempere o frango com esse molho. Monte os espetinhos com o frango e os legumes. Grelhe numa frigideira grande, untada com azeite.

04 porções

Calorias por porção: 181 Kcal

Doces

Bolo de Banana, *Aveia e Mel*

Ingredientes

- 1 xícara (chá) de leite desnatado
- 1 pacote de biscoito de aveia e mel triturado
- 1/2 colher (chá) de cravo em pó
- 5 ovos
- 2 bananas-nanicas picadas
- 1 xícara (chá) de adoçante granular
- 1 colher (sopa) de fermento químico em pó

Preparação

Bata os ovos até formarem espuma e adicione o adoçante. Junte o leite e o cravo em pó. Retire da batedeira e acrescente as bananas, o biscoito e o fermento em pó. Despeje em uma forma pequena untada com manteiga e leve ao forno preaquecido, por 25 minutos, até dourar.

15 porções

Calorias por porção: 106,2 Kcal

Flan *de Iogurte*

Ingredientes

- 6 folhas de gelatina branca e sem sabor
- 1.1/2 xícara (chá) de pera descascada e cortada em cubos
- 1 xícara (chá) de suco de maracujá
- 2 copos de iogurte natural desnatado
- 2 colheres (sopa) de mel

Preparação

Rasgue as folhas de gelatina em uma tigela refratária. Coloque metade do suco de maracujá e deixe hidratar por cinco minutos. Em outra tigela coloque as peras e o restante do suco de maracujá. Deixe a gelatina em banho-maria até derreter. Acrescente o mel e misture. Junte a gelatina às peras e acrescente o iogurte. Misture bem e coloque em seis taças. Leve ao congelador por 1/2 hora e sirva gelado.

06 porções

Calorias por porção: 86 Kcal

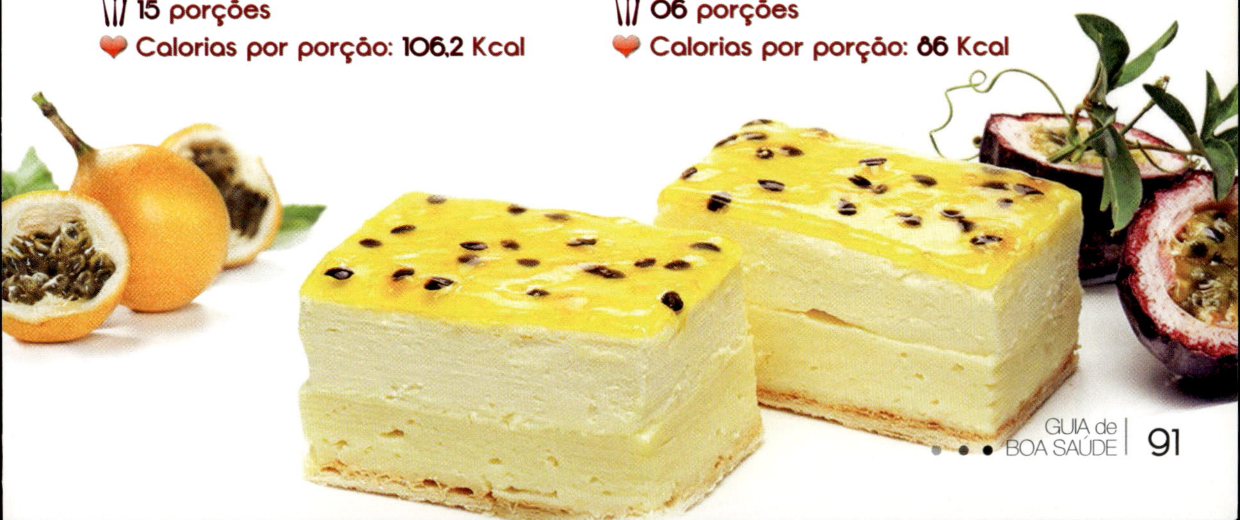

Bolo Light *de Iogurte com Granola*

••• Ingredientes

- 4 ovos
- 100 gramas de granola
- 100 gramas de margarina *light*
- 1.1/2 xícara (chá) de açúcar *light*
- 1 copo de iogurte desnatado
- 1 colher (sopa) de fermento em pó
- 2 xícaras (chá) de farinha de trigo

••• Preparação

Bata no liquidificador os ovos com a margarina e o iogurte e reserve. Numa tigela misture a farinha de trigo, o fermento e o açúcar *light*. Depois adicione a mistura reservada e mexa até obter uma massa lisa. Coloque a granola. Coloque a massa resultante numa forma untada e polvilhada com um buraco no meio. Asse em forno preaquecido por 40 minutos.

18 porções

Calorias por porção: 186.55 Kcal

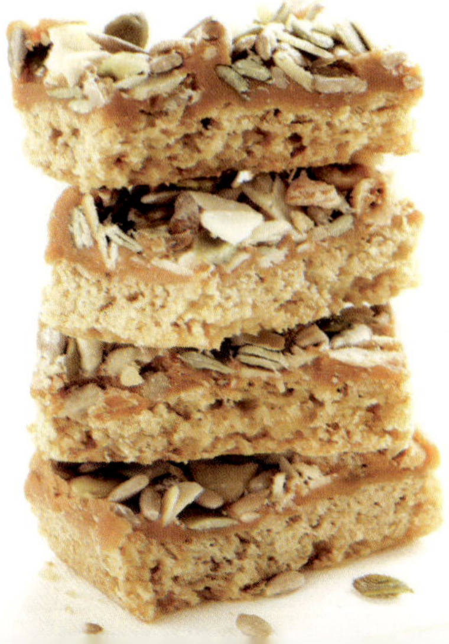

Bolo *Prestígio Diet*

••• Ingredientes

- 4 ovos
- 2 colheres (sopa) de farinha de trigo
- 1 colher (sopa) de fermento em pó
- 2 colheres (sopa) chocolate em pó *diet*
- 1 colher (sopa) adoçante
- 1/2 copo de refrigerante *diet* para umedecer o bolo
- Margarina *light* para untar
- Farinha de trigo para polvilhar a forma

Recheio

- 1.1/2 copo de leite desnatado
- 1 pacote de pudim *diet* sabor coco

Cobertura

- 1 pacote de pudim *diet* sabor chocolate
- 1.1/2 copo de leite desnatado
- 50 gramas de coco ralado

••• Preparação

Bata as claras em castelo. Adicione as gemas e o adoçante. Peneire a farinha, o chocolate em pó, o fermento e misture. Despeje a mistura em forma untada e polvilhada e leve ao forno preaquecido, por 15 minutos. Desenforme e corte ao meio. Para o recheio misture um copo de leite com o pó para pudim e leve ao forno brando para engrossar. Depois, adicione o restante do leite e mexa. Repita o procedimento para a cobertura.

Umedeça o bolo com meio copo de refrigerante e coloque o recheio. Cubra com a outra parte do bolo, espalhe a cobertura e decore com o coco ralado.

10 porções
Calorias por porção: 134 Kcal

Bolo *de Banana Diet*

Ingredientes
- 1 banana-nanica média em fatias
- 4 colheres (sopa) de farinha de trigo
- 1 ovo
- 1 xícara (chá) de leite desnatado
- 1 colher (sobremesa) de margarina *light* derretida
- 1 colher (sopa) rasa de fermento em pó
- 40 gotas de adoçante
- Canela em pó a gosto

Preparação
Bata a clara em neve, depois a gema. Junte a farinha e o fermento peneirados, o leite e, depois, o adoçante. Unte uma forma com metade da margarina derretida e disponha a banana e a massa. Depois cubra com o restante da margarina e acrescente a canela. Leve ao forno brando, por 35 minutos, para assar.

08 porções
Calorias por porção 67,9 Kcal

Pudim *Diet de Laranja*

Ingredientes
- 2 folhas de gelatina sem sabor
- 2 copos de suco de laranja
- 9 colheres (sopa) de leite em pó desnatado
- 1 colher (sopa) de adoçante
- Água
- Raspas e fatias de laranja para decorar

Caldo
- 1 colher (chá) de amido de milho
- 1 colher (sopa) de adoçante
- 1 copo de suco de laranja

Preparação
Dissolva a gelatina em água quente. Junte todos os ingredientes na batedeira e acrescente o adoçante. Despeje numa forma untada com a água e deixe por duas horas na geladeira. Para fazer a calda misture os ingredientes e leve ao fogo brando sempre mexendo, até engrossar. Desenforme o pudim e espalhe a calda, depois de esfriar. Decore com as raspas e as fatias de laranja.

08 porções
Calorias por porção: sem calda 125 Kcal, com calda 143 Kcal

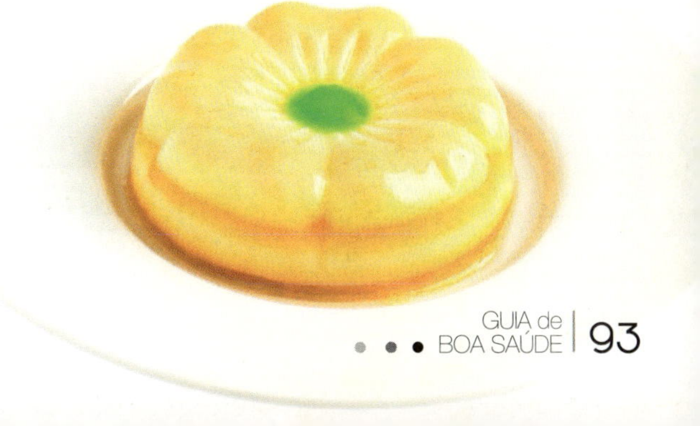

Torta de *Frutas Secas*

Ingredientes

- 1 pacote de biscoito tipo aveia e mel
- 4 colheres (sopa) de margarina *light* gelada
- 1 xícara (chá) de castanha-do-pará picada
- 1/2 xícara (chá) de passas brancas sem caroços
- 1/2 xícara (chá) de passas pretas sem caroços
- 1/2 lata de leite condensado desnatado
- 1 xícara (chá) de damasco seco picado
- 1/3 de xícara (chá) de água

Preparação

Bata os biscoitos no liquidificador até virarem farofa. Acrescente a margarina e misture até obter uma massa homogênea. Coloque a massa em 12 forminhas redondas. Asse por dez minutos em forno preaquecido. Misture as frutas secas e as castanhas e coloque sobre a massa. Dilua o leite condensado na água e regue a massa. Leve ao forno por mais dez minutos.

12 tortinhas
Calorias por porção: 268 Kcal

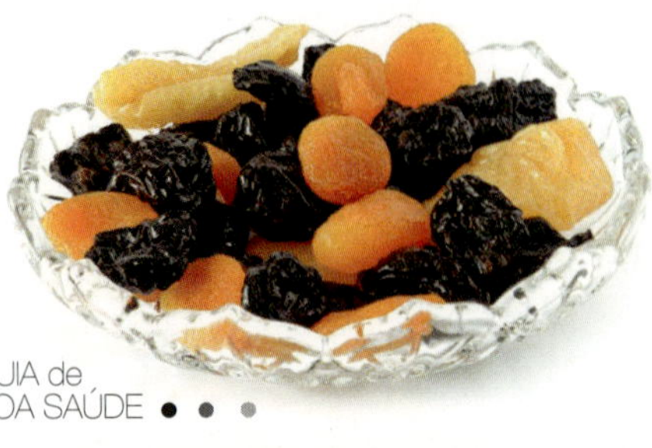

Bolo de *Abóbora com Coco*

Ingredientes

- 1/2 kg de abóbora-moranga descascada e picada
- 4 colheres (sopa) de adoçante culinário em pó
- 1 xícara (chá) de farinha de trigo
- 1/2 xícara (chá) de leite de coco *light*
- 5 colheres (sopa) de azeite de oliva
- 1/2 xícara (chá) de amido de milho
- 1 colher (sopa) de fermento em pó
- 2 colheres (sopa) de açúcar cristal
- 1/2 xícara (chá) de coco fresco ralado

Preparação

Coloque numa panela a abóbora, o leite de coco e o adoçante, leve em forno preaquecido, mexendo algumas vezes, por 25 minutos ou até a abóbora ficar macia. Retire do fogo e deixe esfriar por dez minutos. Depois misture quatro colheres de azeite de oliva. Sem bater, acrescente a farinha de trigo peneirada com o fermento e o amido de milho. Unte oito formas com o restante do azeite, polvilhe com o açúcar cristal e despeje a massa. Retorne ao forno por 15 minutos. Retire do forno, amorne e desenforme. Para finalizar decore com o coco fresco ralado.

oito bolos de 70 gramas
Calorias de cada bolo: 90 Kcal

Pão *Doce Light*

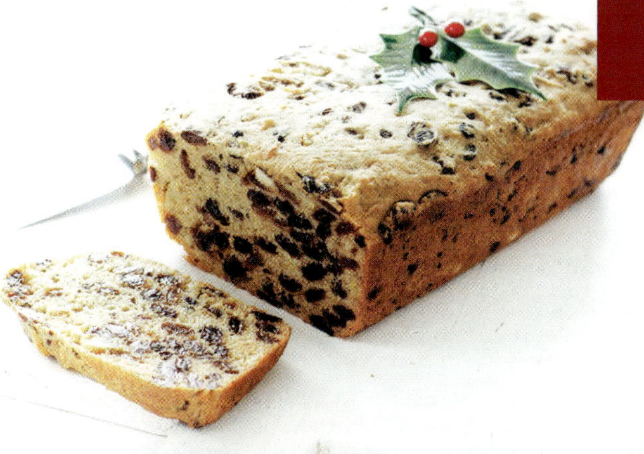

••• Ingredientes

- 25 gramas de fermento fresco
- 2.1/2 xícaras (chá) de farinha de trigo
- 2 colheres (sopa) de margarina *light*
- 1 gema
- 1 ovo inteiro
- 1 xícara (chá) de frutas cristalizadas lavadas
- 3 colheres (sopa) de passas lavadas
- 12 envelopes de adoçante
- 25 gramas de castanha de caju
- Raspas de 1/2 laranja
- 1 pitada de sal
- 1 xícara (chá) de água

••• Preparação

Misture metade da farinha com o fermento e 1/2 xícara de água. Acrescente o ovo, o sal, as raspas de laranja e a margarina e mexa bem. Acrescente o restante da farinha e amasse até que a massa desgrude das mãos. Deixe descansar por 1/2 hora, junte as passas e as frutas cristalizadas. Polvilhe com a castanha de caju e deixe crescer por 15 minutos. Coloque a massa numa forma untada e polvilhada e leve por 30 minutos em forno preaquecido. Retire do forno e regue o pão com o restante da água com o adoçante em pó, ainda quente.

20 porções

Calorias por porção: 94,62 Kcal

Fontes de Informação

•• Livros

"Guia de Calorias", Eddie Van Feu, Editora Escala, 2003
"A Dieta do Coração", Heno Lopes, Editora Abril, 2006
"Emagrecer sem Sacrifício", Florian Parsberg, Ediouro, 1990
"Dieta Colorida", Mario Renato Spallicci, edição do autor, 1999
"O Arroz Integral", Yoshio Hatano, Editora Global, 1983

•• Páginas Eletrônicas

www.boaforma.uol.com.br
www.drauziovarella.com.br
www.clinlife.com.br
www.minhavida.com.br
www.equilibriumonline.com.br
www.ativo.com
www.roche.pt
www.sonutricao.com.br
www.saude.umcomo.com.br
www.din.uem.br
www.mundoconectado.net
www.faac.unesp.br
www.bvsms.saude.gov.br
www.anvisa.gov.br
www.mundoboaforma.com.br
www.mdemulher.abril.com.br

10 Dicas Finais para a queima das Calorias

01 As atividades físicas e esportivas devem fazer parte importante do cotidiano de todos.

02 Atividades corriqueiras contribuem para o bem-estar do corpo e da mente. Suba escadas, ande dois ou três quarteirões, pule corda, faça alongamentos matinais ou fique em pé por mais tempo.

03 Para reduzir o peso corporal, consuma menos calorias diárias, mas sem prejudicar a ingestão necessária para as tarefas cotidianas ou de maior impacto corporal.

04 Consuma menos alimentos industrializados. Coma mais frutas, verduras e legumes.

05 Reduza a quantidade de alimentos açucarados e beba menos refrigerantes.

06 Reduza o sal no preparo dos alimentos. Use condimentos naturais. Retire o saleiro da mesa durante as refeições.

07 Beba água ou sucos naturais durante todo o dia.

08 Consuma alimentos de três em três horas, intercalando frutas, lanches naturais ou barras de cereais entre as refeições.

09 Todas as dietas devem ser indicadas e orientadas por profissionais especializados.

10 Para evitar o "efeito sanfona" das dietas, mude os hábitos alimentares de uma vez por todas e introduza um círculo virtuoso entre a boa alimentação e a boa saúde.

DIRETORIA: Jorge Carneiro e Rogério Ventura; **Diretor Editorial:** Henrique Ramos; **REDAÇÃO: Editor-chefe:** Daniel Stycer; **Editoras:** Eliana Rinaldi e Renata Meirelles; **Equipe Editorial:** Adriana Cruz, Sandra Ribeiro, Débora Justiniano, Hugo Wyler Filho, Juliana Borges, Lívia Barbosa, Verônica Bareicha, Daniela Mesquita, Dalva Corrêa, Maria Flavia dos Reis e Jefferson Peres; **ARTE:** Leo Fróes, Raquel Soares, Franconero Eleutério, Julio Lapenne, Jefferson Gomes, Laércio Costa, Talitha Magalhães e Raphael Bellem; **Edição e Tratamento de Imagem:** Luciano Urbano, Reinaldo Pires e Cristian Barboza; **Diagramação:** Maria Clara Rodrigues e Evandro Matoso; **Produção Gráfica:** Jorge Silva; **Tecnologia da Informação:** Márcio Marques; **Marketing:** Everson Chaves (coordenação); Cássia Nascimento, Patrícia Reis, Luiza Martins e Jully Anne Costa; **Controle:** William Cardoso e Clayton Moura; **Circulação:** Luciana Pereira, Sara Martins, Wagner Cabral e Alexander Lima; **EDIOURO PUBLICAÇÕES DE PASSATEMPOS E MULTIMÍDIA LTDA**. Rua Nova Jerusalém, 345, CEP 21042-235 – Rio de Janeiro, RJ. Tel.: (0XX21) 3882-8200, Fax: (0XX21) 2290-7185; Distribuição: Dinap Ltda. – Distribuidora Nacional de Publicações, Rua Dr. Kenkiti Shimomoto, nº 1678, CEP 06045-390 – Osasco – SP. Tel.: PABX (0XX11) 3789-3000.

PROJETO E REALIZAÇÃO

CRIATIVO
MERCADO EDITORIAL

PUBLISHER
Carlos Rodrigues
DIRETORA FINANCEIRA
Esilene Lopes de Lima
AUTOR
Worney Almeida de Souza
DIREÇÃO DE ARTE
Marcelo Almeida
EDITOR
René Ferri

SOBRE O AUTOR
Worney Almeida de Souza
Jornalista, editor e produtor de revistas e livros. Educador em Saúde na Prefeitura de São Paulo e arte-educador. Editor das publicações da Associação dos Quadrinhistas e Caricaturistas do Estado de São Paulo (AQC-ESP) e de álbuns e revistas independentes de quadrinhos.